ESQUISSE

DE LA VIE.

Cet Ouvrage a été écrit avant la révolution dernière, et exigerait peut-être maintenant quelques modifications ; mais pourquoi les exigerait-il ? puisque nous sommes, plus que jamais, sous l'ère de la liberté.

Comme à mon insçu, pour ainsi dire, et en quelque sorte malgré moi, MM. Gody, pharmacien; Fossette, médecin-vétérinaire, et Duquénoy, suppléant de notre justice de paix, commissaires bénévoles pour proposer la souscription à cet Opuscule, ont pu faire présumer plus de mérite dans ma production et ma personne qu'il ne en leur appartient en réalité, je suis bien aise de donner ici mon propre *prospectus*, qui réduit mes prétentions à leur valeur. J'ose croire, toutefois, que personne, parmi MM. les souscripteurs, n'aura de regret au leger sacrifice auquel il aura bien voulu se déterminer, et qu'il le considérera comme une espèce de gage d'adieu de la confiance ou de la bienveillance dont il a bien voulu m'honorer depuis vingt-cinq ans.

C'est également sous le rapport de l'appréciation, faite par moi-même, de mon propre travail, pas tout-à-fait inutile cependant, offert à l'indulgence de mes chers concitoyens et des personnes qui, par hasard, ont entendu parler de moi, que je donne, après mon propre *prospectus*, l'extrait d'une lettre que j'adressai à M. Boulenger, étudiant distingué en médecine, à Paris, ' pour l'engager à faire connaître mon projet à ses camarades ou condisciples, et même à quelques médecins de la capitale.

' Depuis que ceci est écrit, M. Boulenger a été reçu docteur, et s'est fixé à *Calais*.

PROJET DE SOUSCRIPTION.

On propose une souscription pour la mise en lumière d'une production *médicale* qui, pour n'avoir rien que de très-commun, de très-*terre-à-terre*, n'est cependant point, on le croit ainsi, dépourvue d'un certain sel, et peut remémorer quelques utilités. Le désintéressement de l'auteur est tellement connu dans le pays, et même partout où il a promené sa figure, qu'il eût voulu faire imprimer cette production à ses frais, et la distribuer *gratis* à l'indulgence de ses amis, de ses connaissances et des personnes qui l'ont honoré de leur bienveillance: mais, outre que, inévitablement, comme cela arrive toujours, il n'eût pu, par ce procédé, éviter de faire des oublis et dès-lors des mécontens, si la chose en valait la peine, l'espèce de vertu qu'on nommera *niaise*, si l'on veut, et qu'il désigne plus haut, l'a empêché pendant vingt-cinq ans, quoique bien *saucé* et bien *crotté*, de joindre à ce qui peut contribuer à suffire à ses besoins, un superflu qui lui permît et lui permette de contenter ses caprices, et par conséquent de donner publiquement, à ses frais, bal à ses pensées, qui (la perte n'eût pas été grande,) fussent restées, comme elles pourront rester, ou du moins le papier qui les reçoit, à la destination qu'on pourrait leur assigner, si quelques *complaisances (elles s'en mordi ont les doigts et moi aussi)*, ne l'eussent bénévolement, selon elles, excité à *l'escapade* formant l'objet de cette proposition que l'on peut considérer, si l'on veut, comme une tentative offerte à l'indulgence, de la représentation d'une pièce, sinon à bénéfice, du moins point tout-à-fait à la charge de celui qui la donne.

En résumé, cette œuvre de *terroir*, dans une de ses portions, serait de nature à produire quelques fruits chez la majorité des personnes qui s'ennuieraient à la parcourir; et comme dans son autre portion, elle est *çà et là* un peu savantasse, elle pourrait susciter quelques éclaircissemens de la part des GENS de l'ART qui y jetteraient un coup-d'œil.

L'ouvrage, si on pouvait lui donner ce nom, est susceptible de donner deux volumes : mais le second ne serait en quelque sorte composé que des pièces justificatives du premier qui peut bien se passer de ces accessoires [1].

Cédant à l'invitation des *mal-avisés* qui veulent l'entraîner dans cette *échappée*, l'auteur leur laisse la faculté de fixer le prix de la souscription proposée, que MM. les souscripteurs pourront modifier à leur gré, pourvu que les frais présumés puissent être raisonnablement remplis.

N. B. Je sais que plusieurs personnes saisissent mal le but de ma publication: mon intention n'est nullement

---

[1] L'ouvrage complet, avec quelques opuscules, aura réellement deux volumes. Les pièces justificatives dont il est parlé pourraient être rejetées dans un troisième, qui serait inutile.

merçantile : je n'ai point de titres pour cela ; et voilà
pourquoi je n'ai point dû me mettre en évidence,
ou du moins en première ligne, dans cette annonce.
Beaucoup de personnes, pendant vingt-cinq ans, et dans
un rayon de quelques lieues de mon domicile, ont bien
voulu m'honorer de leurs bontés : j'ai résolu de les en
remercier en leur destinant ce *croquis*, peut-être irrégulier, et surtout très-incomplet : mais, qualités négatives
dans lesquelles précisément je place son mérite, parce
que cette ébauche est à moi. Il est vrai que j'associe
légèrement les complaisances auxquelles on a bien voulu
s'adresser pour moi, aux frais de mon présent : j'ose
néanmoins me flatter de l'espoir qu'elles n'auront point
d'arrière-pensée, par rapport à ce peu pesant sacrifice ;
dussent-elles allumer leur pipe, ne considérant que l'intention, avec l'œuvre, qui en est l'objet. Quant à ceux
de MM. les souscripteurs dont je n'ai point l'honneur
d'être connu, et qui se trouveraient trompés, il est bien
loin de ma manière de vouloir leur conserver des
regrets ; et le gage de leur confiance déçue leur serait
remis avec empressement. D'ailleurs, au bout du compte,
la chose vaudrait bien peu, si elle ne valait *cent sous.*

Extrait d'une lettre à M. BOULENGER,

ÉTUDIANT EN MÉDECINE, A PARIS.

Monsieur,

LORSQUE vous êtes venu dernièrement à Guînes, vous avez lu la table d'un de mes manuscrits ayant pour titre : ESQUISSE de la VIE. C'est peu de chose : cette Esquisse contient cependant quelques vues *controversables*, et, sous ce rapport, elle serait de nature à intéresser les médecins et même spécialement les médecins de votre Capitale, qui seuls (parce qu'ils sont au foyer, parce qu'ils sont acteurs des *révolutions* de la science ; ou du moins, plus que les médecins disséminés dans les rayons de ce foyer, et qu'absorbent les tourmens de la pratique) saisiraient le point de vue, le véritable esprit de ma controverse dont la contradiction pourrait appeler et faire naître quelque CLARTÉ.... Veuillez voir alors, Monsieur, si vous pouvez obtenir pour moi quelques encouragemens au *centre* des lumières où vous êtes placé, lumières dont le contact et l'action bénévole débrouilleraient mes ténèbres.... Plaisanterie mise à part, cette production qui, du moins, est de moi, fruit unique de mes réminiscences et de mes réflexions, et qui peut offrir quelques idées originales; qui, d'ailleurs, embrasse dans son coup-d'œil *étranglé*, les quatre parties de la médecine, ne serait peut-être pas sans intérêt, pour les *étudians* du moins, dont elle résumerait en partie les idées; et ils pourraient ne point regretter le léger sacrifice auquel ils se seraient engagés entre vos mains, pour se procurer cette espèce de *cannevas*, qu'ils seraient à-même de rectifier, délayer et étendre à volonté.

J'ai l'honneur, etc.

Liste de MM. les Souscripteurs.

SOUSCRIPTEURS HONORAIRES.

Paris.

MM. Allent, conseiller-d'état.
Roux, profess.^r à l'École de Médecine, et chirurgien
en chef adjoint de l'hôpital de la Charité.
Pigault-Lebrun,[1] homme-de-lettres.

[1] « Comment veux-tu, mon cher Beaupré, que mon nom ait
» quelque influence sur une liste de souscripteurs, lorsque l'ou-
» vrage auquel je serai réputé avoir souscrit, traite de choses
» auxquelles je suis tout-à-fait étranger? Je serais réellement sous-
» cripteur à l'œuvre de M. Debonniugue, que je ne le lirais pas,
» par la raison très-simple que je n'y comprendrais rien.

» D'après cet aperçu, le public jugera très-vraisemblablement
» que mon nom n'est là que pour la forme. N'importe, puisque
» cela convient au savant[*] compatriote, j'y consens de tout mon
» cœur.[**]   P.-L. »

[*] On verra, de reste, que cette prétention est loin de m'appartenir
et, d'ailleurs, d'être la mienne.
[**]   *A monsieur Pigault de Beaupré.*
» J'inscrirai, à ses *risques* et *périls*, et ce sera un de plus beaux ornemens
de ma production, le nom de monsieur Pigault-Lebrun, à la tête de
MM. les souscripteurs honoraires de l'opuscule que j'offre, et à l'indulgence de mes concitoyens, et comme remerciement de la confiance
et de la bonté dont ils ont bien voulu m'honorer pendant 25 ans : mon
unique intention étant de leur prouver, par cette légère publication,
que je n'ai point entièrement démérité de leur bienveillance à laquelle
je prends la liberté d'associer votre illustre parent, sans qu'il y ait
en cela pour lui, je crois, la moindre conséquence, et que son nom
se trouve compromis par cette *permission* dont on apprécierait toute la

Pas-de-Calais.

MM. DE LATOUR D'AUVERGNE LAURAGAIS, évêque d'Arras.
CAHOUET, ancien préfet du Pas-de-Calais.

Osant inscrire, quoique je n'aie pas eu le temps de solliciter son agrément, monsieur

DE TALEYRAND (le baron), préfet actuel.

DENORMANDIE, sous-préfet du 1ᵉʳ arrondissement
(Boulogne).

DÉMARQUOI, ancien médecin en chef d'armée,
médecin à St.-Omer, chev. de la Légion d'honn.

SOUVILLE, D.-M., à Calais, chev. de la Lég. d'honn.

BOULENGER, docteur en médecine, à Calais.

MONTEUUIS, officier de l'Université, maître de
pension à Marquise.

CONDESCENDANCE. Je me ferai gloire, d'ailleurs, d'inscrire à la suite du
nom de M. PIGAULT-LEBRUN la note qu'il a bien voulu vous adresser
pour moi. J'en modifierai seulement une qualification qui est loin
d'être dans mes prétentions.

» Du reste, quoique ce que j'écris soit de la MÉDECINE, je ne doute
pas qu'il ne se trouve quelques passages dans mon premier volume,
et même au second volume : dans la conclusion de l'ouvrage principal
et les opuscules médicaux, qui feraient sourire notre CÉLÈBRE et *malin*
compatriote.

» Quant à mes conseils médicaux, M. PIGAULT n'en avait pas besoin :
une aussi belle vieillesse indique qu'on usa sobrement, quoique joyeu-
sement, de la vie.

» Voici, d'ailleurs, une légère idée de mon travail :

» Je n'ai prétendu donner, dans ses première et troisième parties :
PHYSIOLOGIE et PATHOLOGIE, qu'une espèce de *vocabulaire* qui servira
à l'intelligence des deuxième et quatrième parties qui les suivent.

» Mon HYGIÈNE, assez étendue, est accessible à tout le monde, à tous
les lecteurs ; et cela doit être, puisqu'elle se compose de conseils pour
la santé.

» Ma THÉRAPEUTIQUE complette l'ensemble de mon ESQUISSE *médicale*.
Elle en est la partie essentielle et finale : c'est la MÉDECINE. Je ne pré-
tends point en faire un *Guide* populaire. J'ai voulu seulement initier

SOUSCRIPTEURS.

Abbeville.

1. MM. Poullain, pharmacien.
2.   Dambron, élève en pharmacie.
3.   Déjardin,   id.

Andres.

4.   Bertoux, desservant.

Ardres.

5.   Cucheval, chirurgien.
6.   Goëneute, pharmacien.
7.   Hamy, vicaire.
8.   Lefevre, chirurgien.

Arras.

9.   Parenty, chanoine, secr.-g^{al}. de Mgr. l'Évêque.
10.   Penet, supérieur du petit séminaire.
11.   Thoumin, élève en médecine.

Audruick.

12.   Hamy, ex-notaire.

par elle au *complément* de la science, comme par mes exposés antérieurs joints à celui-ci, la faire entrevoir dans sa totalité; prouver ou indiquer qu'elle n'est pas ce que le public, en général, la croit peut-être; et qu'un médecin n'est jamais trop, dans son *assiduité,* pour nous traiter dans nos maladies.

» J'ai, du reste, la confiance, dans mon *laconisme,* d'être reconnu *médecin* par mes *honorables* confrères.

» La portion controversable de mon écrit se trouve surtout dans mes notes; et c'est principalement aux *médecins* que j'en soumets les doutes. Mon texte n'en est point toujours exempt: mais il était mon guide dans l'état actuel de la science.»

Boulogne.

13. MM. D'Hérambault, avocat, membre de la chambre
     des députés.
14.   Dupont, conservateur des hypothèques.
15.   Dutertre, pharmacien.
16.   Dumoustier (Léon), élève en médecine.
17.   Hamy, docteur en médecine.
18.   Midon aîné, propriétaire.
19.   Midon junior,   id.
20.   Morand, élève en droit.

Bouquehault.

21.   Bernet (Félicie), propriétaire.
22.   Bernet (Narcisse),   id.
23.   Bernet (Ursule),   id.
24.   Bouclet (Louis),   id. et maire.

Brême.

25.   Parent, desservant.

Calais.

26.   Grandin, pharmacien.
27.   Garasse, docteur en médecine.
28.   Pigault de Beaupré, propriétaire.
29.   Thélu , propriétaire.

Campagne.

30.   Francoville (Isidore), propriétaire.

Campagne (Grande-).

31.   Sueur, chirurgien.

Coulogne.

32.   Caillette , fabricant de sucre de betteraves.

Douai.

33. MM. Lefebvre de Trois-Marquet, conseiller à la
    Cour royale.   *(4 ex.)*

Fiennes.

34.   Loire, desservant retraité.

Fruges.

35.   Denin, vicaire.

Fauquembergue.

63   Bayard, curé-doyen.

Fréthun.

37.   Mme. Becquet, née Bouchel de Merenvue,
    propriétaire.   *(2 ex.)*

Guînes.

38.   Boulenger-Fortin, propriétaire.
39.   De Guizelin (baron),   id.
40.   De Bournonville,   id.
41.   De Guizelin (vicomte), chevalier de St.-Louis,
    officier de la légion d'honneur, propriétaire.
42.   De Guizelin (Charles), ch^r. de Malte, prop.
43.   De Guizelin (Alphonse), propriétaire.
44.   De Guizelin (Léon), propriétaire.
45.   De Guizelin (Edmond), propriétaire.
46.   D'Herbinghen (veuve), née Routtier, prop.
47.   Duquénoy-Joannas, propriétaire-teinturier,
    suppléant du juge-de-paix.
48.   De Filley de la Barre, chevalier de la légion
    d'honneur, propriétaire, commandant de la
    garde nationale.
49.   Fossette, médecin-vétérinaire.
50.   Foucque, docteur en médecine.

51. MM. Fourcroy, propriétaire et marchand de fer.
52. Fraisier, commis au bois.
53. Garasse-Bigourd, chirurgien.
54. Gody, pharmacien.
55. Isaac, greffier de la mairie et de la justice de paix.
56. Lemercier-Delannoy, prop. et march. de bois.
57. Lorgnier, notaire.
58. Lucasse-Boutier, propriétaire-cultivateur.
59. Mallet, vicaire.
60. Pernette, commandant retraité, directeur de la poste aux lettres.
61. Parenty (Raphaël), propriétaire-cultivateur.
62. Prévost-Lemercier, maire, entrepreneur de travaux publics, propriétaire.
63. Prud'homme fils, maître cordier.
64. Rébier fils aîné, prop. et marchand tanneur.
65. Tourtois, curé-doyen.
66. Rault fils, propriétaire-cultivateur.
67. Vasseur, receveur des domaines.
68. Campion, négociant.

Hâmes-Boucres.

69. Allent, juge-de-paix, propriétaire.
70. De Foucault, chevalier de St.-Louis et de Malte, propriétaire.
71. Dupont, desservant.

Hardinghem.

72. Delacroix, desservant.

Hesse-en-Issart.

73. Mont-Borgne, desservant.

Hermelinghen.

74. MM. Crandalle, desservant.

Hydrequent.

75.   Battel, propriétaire.

Licques.

76.   Campagne, pharmacien.
77.   Delmotte, maire et propriétaire.
78.   Devigne, médecin-vétérinaire.
79.   Blet-Baude, tanneur-propriétaire.
80.   Noulard, chirurgien.

Marck.

81.   Brunet, cultivateur-propriétaire.

Marquise.

82.   Bouclet de Lerquent, propriétaire.
83.   Leduc-Bouclet, ancien maire et propriétaire.
84.   Leduc (junior), propriétaire.
85.   Sueur, chirurgien.

Saint-Omer.

86.   Godefroi, docteur en médecine.
87.   Dupuis,   id.
88.   Démoustiers,   id.
89.   Dedigneul,   id.
90.   Évrard,   id.
91.   Deschamps,   id.
92.   De la Follye, vice-président du tribunal de première instance.
93.   Hellemans, officier de santé.
94.   Jacquat,   id.

Rebergues.

111. D'Herbinghen de Bournonville , propriétaire,
      chevalier de la légion d'honneur.

Bonningues-lès-Calais.

112. Pigache, propriétaire.

Coquelles.

113. Parenty, maître de poste , propriétaire.
114. Dupont , propriétaire.

Pihen.

115. Podevin , propriétaire.
116. Parenty (Charles), cultivateur, propriétaire.

Audembert.

117. Rohart-Dupont , propriétaire.

Lumbres.

118. Chayé-Rébier, receveur à cheval des contri-
      butions indirectes.

AVIS PRÉLIMINAIRE.

Vade, sed insultus.

Je crois cependant donner à penser : qu'un plus savant que moi me débrouille......mais il pourrait être à désirer que la Médecine Française n'en restât point à ses sangsues et à sa gomme, dont je réclame tontefois l'antériorité. Demandez plutôt à M. Gody.

COMME je le dis ultérieurement, cet *Opuscule* n'est point fait avec des *livres:* il est entièrement et absolument de mon crû. C'est l'expression de mes idées ou de quelques-unes de mes idées médicales, astreintes à un certain ordre. Mon système est dès-lors, comme on s'en convaincrait de reste, souverainement incomplet, puisqu'il manque de tout ce qui ne m'appartient pas : c'est-à-dire d'une immensité de choses; et d'ailleurs, de ce que j'ai oublié, *currente calamo,* d'y faire entrer. Cependant, comme les idées naissent à celui qui veut momentanément s'essayer à ne tenir compte que des siennes, ou de ses réminiscences, mais dont il fait alors ses propres idées; il se peut que, de cette manière, il en conçoive quelques-unes qui soient originales, qui n'appartiennent qu'à lui, et non à ses souvenirs et à ses études; et sous ce rapport, cet Essai pourrait offrir quelque petite sienne utilité, quelque mince qu'elle soit, à l'homme privé ou public, qui perdrait un instant, dont il ne saurait que faire, à le parcourir.

Et d'ailleurs, médecins de province, nous ne donnons pas, mais nous demandons à la science; et ce serait déjà beaucoup si cet opuscule pouvait provoquer de nos maîtres quelques éclaircissemens utiles aux malades et à leurs *Esculapes*.

AVANT-PROPOS.

Ducere sollicitæ dulcia oblivia vitæ.

Il est si séduisant et si commode de faire tout converger, dans une science quelconque, vers un Principe unique, que j'ai voulu essayer dans cette *Esquisse*, de tout rapporter, en *médecine*, à ce que je nomme réaction vitale [1] : ce qu'on peut rendre par les mots connus d'*incitabilité*, d'*irritabilité*, etc... c'est, comme un autre, un chemin qui peut conduire à *Rome ;*

Réaction vitale, qui est l'ame des *fonctions régulières* de la vie;

[1] Je sais que le mot *réaction* exprime un acte, et qu'il doit être ici question d'une *propriété*. Le mot *réactivité* conviendrait mieux en conséquence : mais ce mot n'est pas français; et, cet avertissement donné, je me servirai, sans conséquence, du mot *réaction*, qui voudra dire ici: *faculté* de réagir.

Que provoquent les *agens de l'hygiène;*

Qui résiste dans la *maladie;*

Qu'on cherche le plus souvent à modérer, quelquefois à soutenir, quelquefois à régulariser dans la *thérapeutique.*

Je n'ai voulu, dans cet amusement rapide, et toujours un peu irrégulier de mes loisirs, que me rendre compte des *sommités* de ce que je pouvais connaître en médecine, et chercher, par une *fiction* décevante (je n'exerce plus), un *Guide* qui pourrait encore un jour me conduire..... *dans le royaume des taupes.*

Sérieux en apparence, j'ai cédé, comme on le voit déjà, malgré moi, dans cet Essai, aussi dépourvu de sucs que mes autres élucubrations, à l'habitude ridicule de laisser échapper çà et là quelques *lazzis* insipides : je me distrais ainsi dans mes vaines occupations; et je n'ai point de pardon à demander, puisque mes *avortons* sont d'une très-inutile importance.

J'aurais pu faire quelques recherches pour donner au moins une apparence de valeur à ce *croquis,* surtout dans sa partie hygiénique : mais, à une courte définition, et à une simple division nominale et locale près, que j'ai empruntées, ou plutôt, dont je me suis assuré pour plus d'exactitude, et pour un article de cette dernière partie seulement, j'ai préféré rendre cet informe *Essai*, exclusivement comme une espèce de dépôt coordonné à ma manière, des jalons principaux de mes réflexions : je n'ose dire de mes minces et maigres inspirations, froides comme l'hiver de 1829, où je les conçus, et de mes réminiscences médicales.[1]

J'ai peut-être fait comparaître *trop* et

[1] En un mot : il a été loin de mes prétentions de vouloir faire, comme on le verra de reste, un ouvrage compassé et plus ou moins suivi de *Physiologie*, d'*Hygiène*, de *Pathologie* et de *Thérapeutique* : nous avons et nous aurons assez de richesses sous ces rapports. Sans cela, et si j'avais eu le talent de cette exécution, assis au milieu d'une table longue et enterré sous un rempart de livres de la science et de celles qui lui sont plus ou moins accessoires, j'eusse avec leur secours, et digéré mon plan, et rempli mon cadre, sans y laisser d'essentielles lacunes.... Mais je pouvais avoir quelques idées que je croyais positives et dont quelques-unes, sans doute, m'appartenaient ; je concevais ensuite des

trop peu ma *cheville ouvrière:* ma RÉACTION VITALE, dans la contexture de cet *Essai:* *trop*, pour je ne sais quelle élégance dont un *écrit*, quel qu'il soit, est susceptible, lorsqu'on en a le talent; *trop peu*, pour en saisir partout l'application et l'à-propos. Il se peut que, par cette dernière réticence, j'aie voulu sauver mon embarras; et ce serait, sans doute, user d'un commode, mais mauvais subterfuge, en disant, qu'avec un peu d'*examen*, on pourrait la trouver, cette *réaction*, là où, au premier aperçu, on n'en soupçonnerait pas l'application.

Du reste, si quelqu'un perdait son temps

doutes plus ou moins nombreux que les complaisances pour l'art rendraient *dilucidables*. Tout cela, tout ce mince attirail isolé n'eût point été présentable. En face de mon petit bureau, les coudées franches, n'ayant que mon encrier glacé en perspective et mon papier devant moi, j'ai voulu donner à ces idées et à ces doutes un cannevas qui contribuât à me les rappeler, à les ranger chacun à leur place, à leur donner un corps: dans l'espoir, par cet artifice, d'attirer un peu l'attention sur tout ce bagage qui est mien, et que quelques pièces, quelques vues pourraient être de quelque utilité: voilà toute mon ambition de province.

à parcourir cette *déclamation*, il pourrait passer et supprimer les *lazzis* de mauvais ton qu'il rencontrerait en chemin : la suite de la besogne, autant que suite puisse s'y trouver, ne souffrirait pas de cette suppression.

Je dois faire enfin la remarque que mon APERÇU PHYSIOLOGIQUE est très-bref. Du moins est-il substantiel, tout pratique dans son laconisme : et il ne prête rien alors à l'hypothèse. Je n'ai voulu en faire, en quelque sorte, qu'une *introduction*, un *vocabulaire* nécessaire aux parties qui doivent suivre. Il en est de même de mon APERÇU PATHOLOGIQUE : il n'est qu'un *préambule* obligé de la dernière partie, ou partie thérapeutique de cet ÉCRIT.

J'omettais de dire que des notes assez nombreuses, en général trop longues pour des notes, et qu'on regarderait sans doute comme des pièces de tiroir ou de portefeuille, serviront à masquer la maigreur de l'écrit fondamental. En général, toutefois, je les crois explicatives du *texte*. Quelques-unes paraîtront hétéroclites, si tant est que quelqu'un jette les yeux sur cette production. Je parle surtout ici de celles de ces notes qui ont un accoutrement semi-religieux[1]. Comme, malgré le temps qui court, j'ai cru, çà et là, rencontrer quelques rapports entre la *médecine physique* et *celle* de *l'ame*, j'ai donné dans ces notes plus de développement à ces rapports : j'ai prétendu, d'ailleurs, être regardé comme tenant fortement à la religion, parce que j'ai cru remarquer et devoir signaler quelques circonstances dans lesquelles celle-ci, sans déroger à ses lois fondamentales, pouvait, peut-être, faire quelques concessions au bien-être physique et à la santé de l'homme.

Ces notes, du reste, comme je l'insinue ci-dessus, ne sont autre chose, en général,

[1] Il reste peu de ces notes dans la copie actuelle : toutefois j'ai laissé celles qui étaient nécessaires à mon but. S'il en est encore quelques-unes hors de ce but, je prie de les excuser en faveur du motif louable, selon moi, qui me porte à les conserver à raison même de nos circonstances politiques, en vue du bien-être des hommes, et avec toute la liberté inoffensive qui, je crois, nous est départie.

que des lambeaux extraits de quelques-
uns de mes autres manuscrits. Ce larcin
dénature un peu ceux-ci; mais, en réalité,
fait peu tort à leur destination future de
mouchoirs, qu'ils partageront avec la Ma-
cédoine actuelle à laquelle ils ont fourni,
tant bien que mal, quelques pièces de
rapport.

Dans mes apostrophes je ne m'en prends
qu'aux *choses: dicere de vitiis.* Je n'ai prétendu attaquer personne, pas même *John
Bull.* Il ne nous a point donné que le beef-
steck et le plumb-pudding qui sont déjà de
fort bonnes choses, et un peu plus substantielles que notre soupe maigre et les
cuisses de grenouilles qu'il nous reproche:
nous lui devons, indirectement, en fait
de *gouvernement,* la *Charte,* ou, du moins,
l'idée qui la domine; en *littérature,* Dryden,
Pope et Milton; dans les *sciences,* Newton
et Priesteley; en *médecine,* Harvey, Sydenham, Cullen, Brown, Bell, Astley-Coo-
per, etc. Il mérite donc notre reconnaissance et notre admiration, et c'est pour
son bien que nous lui recommandons de

se retenir un peu sur le grogg et le Porto,
comme pour le notre que nous l'invitons,
au besoin, à nous épargner *charitablement*
ses *pontons :* il n'y a pas de mal à cela : et
la rivalité de *pays* n'y est pour rien.

Enfin, je suis loin de désavouer que,
çà et là, dans ces divagations, on ne trou-
verait un peu de *romantisme :* mais ce serait
alors à nos *classiques*, pour le bien de la
chose, s'ils s'entendent bien eux-mêmes,
et auxquels, peut-être, mon but principal
est, ici, d'exposer mes doutes, de dilucider
ceux-ci plutôt pour la science que pour
moi qui, dans peu d'années, serai de
l'autre côté. Du reste, tout n'est point
romantique dans cet essai ; et le bien-être
de l'homme peut y trouver son profit.

Je dois cependant confesser que, comme
moyen de diversion et de gaîté de cœur,
j'ai quelquefois, dans une matière aussi
grave, laissé trotter mon imagination : les
Français sont ainsi faits ; et que, sous ce
rapport, quelques-unes de mes assertions
ne sont point très-orthodoxes. Mais les gens
du métier auxquels le hazard offrirait ces

feuilles, sauraient au besoin les modifier.
Ces assertions qui ont, au surplus, un
côté vrai, ne sont point très-importantes;
et souvent des notes explicatives les rec-
tifient.

ESQUISSE

DE LA VIE.

Methodus, Filum ariadneum, sine quo cahos
res medica.

—————

PROLÉGOMÈNES,

ou Introduction.

La Vie, je ne parle point de l'Ame,' est cette Réaction *spéciale, sui generis,* qui appartient aux *corps* qu'elle soustrait, momentanément, aux lois générales de l'univers.

' L'Ame n'est point une *condition* sans laquelle la Vie ne puisse exister, puisque cette *moitié,* la plus noble de l'homme, est étrangère à tous les êtres qui, comme lui, se meuvent sur la terre. C'est à la métaphysique, au sentiment et à la Religion à prouver l'existence de l'Ame, et à commander de croire à cette existence. Voltaire a dit de Dieu :

Si Dieu n'existait pas, il faudrait-l'inventer !

Si *l'Ame* n'existait pas, il faudrait l'inventer, dirai-je,

La **Mort** est la cessation absolue de cette *réaction*.

Quelle est la nature intime de cette dernière? on l'ignore. Il suffit qu'elle existe: c'est un fait.

Cette *faculté réactive*, cette **RÉACTION** exige, pour sa présence, pour qu'elle s'exerce, une manière d'être des organes, des corps qu'elle anime, qu'on ne peut apprécier d'une manière absolue, puisque souvent, encore assez souvent du moins, lorsque cette faculté s'échappe, le corps, les organes dans lesquels elle résidait, ne s'offriraient point, ou presque point à l'aspect, sous des conditions différentes de celles qu'ils eussent présentées, non dans la vie, puisqu'alors cet examen n'est pas possible, mais lorsque celle-ci les a abandonnés avec violence, et par l'effet d'une cause venue

en continuant la pensée de ce *grand homme:* GRAND, malgré ses erreurs *volontaires* qui rendent inexcusables ceux qui offrent ses œuvres *complettes* à la *petite pro-priété* et surtout aux CHAUMIÈRES..... Mais la *brûte* paraît juger, se souvenir, raisonner même: tous attributs de l'âme. Oui, pour ses besoins grossiers; oui, pour éviter ce qui peut lui nuire.... Mais la brûte ne sait pas qu'elle doit mourir: l'homme le sait; donc l'âme existe; donc l'*homme* est immortel: ou *Dieu* n'existe pas.

du dehors. Seulement, lorsque la vieillesse est le terme de la vie, la *réaction*, qui
représente cette dernière, semble cesser
et s'évanouir, parce que la rigidité :

Aret pellis, et ad tactum, tractanti dura resistit,

et la *terréification* des organes, des tissus qui
les composent, semblent ne plus pouvoir
l'admettre. Les amateurs peuvent ici se
mettre en frais de chercher la Fontaine de
Jouvence, de découvrir cette eau merveil-
leuse qui arrêterait cette rigidité des solides,
les entretiendrait dans une souplesse perpétuelle et nous rendrait immortels. En
attendant : *Memento, homo, quia pulvis es, et
in pulverem reverteris.*

Tant que la vie existe, la *réaction* qui la
représente s'exerce, 1° sur tous les objets
du dehors qu'elle choisit, pour qu'ultérieurement, ils soient appropriés au soutien et à la restauration de l'économie ;
2°., sur les produits de son action vitale
successive, produits dont le dernier terme, après des usages spéciaux et des épu-
rations successives, est de servir à la nutrition, avant qu'ils soient éliminés.

Si dans la *santé*, la *réaction vitale* s'exerce,

opère, sur ce qui peut, par le résultat de son travail, maintenir cet état ; cette *réaction*, dans la *maladie*, fait effort contre l'*obstacle*, ou du dehors, ou intime, qui rompt ou a rompu l'équilibre duquel résultait la santé.

La MÉDECINE, dont l'office et le but sont, le plus souvent, de donner des soins éclairés à l'homme et aux animaux malades, et, quelquefois de les guérir, *juvante naturâ*, suit cette *réaction vitale*, selon son action régulière, dans la PHYSIOLOGIE ;

Selon les conditions des *excitans* de la vie, pour que la régulière économic de celle-ci, ou la santé se maintienne, dans l'HYGIÈNE ;

Selon les *obstacles* qui accumulent, qui centralisent localement cette *réaction* ; quelquefois, peut-être, selon son *impuissance* réelle, dans la PATHOLOGIE ;

Selon les conditions *dissociantes, modératrices, divulsives* de cette *réaction;* quelquefois, sans doute, selon celles de son *éveil*, de son *soutien* et de sa *corroboration* dans la THÉRAPEUTIQUE.

On voit dans ces temps où, selon l'ancienne manière de voir, il y a tant de causes

apparentes d'ASTHÉNIE pour la production
de nos maux (et ultérieurement, et en plusieurs circonstances, j'établirai mes réserves
sous ce rapport [*Réserves* physiques et mo-
rales], quoique, pour la régularité de mon
plan, je doive suivre, en première ligne,
l'esprit qui domine et qui règle cet *Opuscule*); on voit donc que malgré tant de
causes apparentes d'*Asthénie* pour la production de nos maux, l'ASTHÉNIE GÉNÉRALE
est toutefois considérée comme *menteuse*,
et n'est que le résultat d'une STHÉNIE *localisée*, qui est la *marotte* universelle de nos
jours. Toutefois l'*Asthénie* honteuse, incertaine, problématique, aura encore, à la
fin de cet ESSAI, son appendice provisoire,
irrégulière, suspecte, et qui, par le progrès
des choses, ne pourrait que décroître et
s'effacer entièrement.

PREMIÈRE PARTIE.

PHYSIOLOGIE.

———

La Réaction *vitale* est l'*ame* des fonctions régulières de la vie.

(On sent fort bien qu'une classe de personnes peut et doit s'abstenir de ce que je dis de la vie de l'espèce, tant dans le texte qu'en note.)

———

La Vie est *une* dans l'*Être* qui la possède ; et s'il est permis de s'exprimer ainsi, on ne pourrait, à raison de l'enchaînement des organes et des fonctions, soustraire une portion de cette vie, chez l'être surtout qui en réunit toutes les conditions finales, sans lui enlever, sinon l'existence, du moins ce qui sert à la vigueur, à l'alacrité de celle-ci et au jeu régulier et parfait de son économie.

L'Animal, à quelque degré de son échelle qu'il appartienne, offre (puisque sans cela il ne serait point animal), d'une manière plus ou moins entière, toutes les conditions de la vie. Il vivrait encore, il serait encore animal, mais affaissé, apathique, privé de toute énergie, si on le privait des attributs par lesquels il lui est donné de se reproduire. L'existence de ces attributs, quoique destinés à perpétuer son être, est donc importante pour la perfection de son individualité : mais il ne peut cesser d'être animal sans cesser de vivre, parce que l'organe (le cerveau), qui principalement le constitue tel, est, en même temps, un des principaux moyens de sa *vie végétative*.

Le VÉGÉTAL est vivant : mais il n'a que les prodrômes, fodamentaux toutefois, de la complette existence ; il ne vit que pour lui, et à la vérité, pour se reproduire, ce qui est, en quelque sorte encore lui, dans un avenir indéfini : mais il n'a point la conscience de son être ; indépendamment de la faculté propagatrice de son espèce, il n'a point de relation au dehors avec ce qui a la conscience de la vie. C'est ce sentiment intime, et cette faculté mutuelle de le communiquer et d'agir en conséquence, qui constituent l'*animal*, et, pour celui qui possède l'*intelligence*, le complément et la perfection de la création.

On peut donc, par abstraction, considérer dans l'animal, la *vie végétative*[1], qu'on nomme encore *organique* ; la *vie animale*, proprement dite, ou de *relation* ; et la *vie de l'espèce*. C'est sous ces trois rapports que nous allons considérer *physiologiquement*, mais d'une manière rapide et sommaire, l'office de la RÉACTION VITALE chez les animaux, ou plutôt chez l'homme, but spécial de cet *Écrit*.

SECTION PREMIÈRE.

VIE VÉGÉTATIVE OU ORGANIQUE.

Y a-t-il, avons nous dit dans notre dissertation inaugurale, un PRINCIPE VITAL, abstraction faite de l'ame, qui anime et qui règle les fonctions des êtres organisés? Cette question, long-temps agitée, sera

---

[1] Que l'on suppose un être vivant dépouillé d'organes des sens, de muscles, de cerveau et de nerfs intermédiaires; par conséquent, privé de la vie extérieure et des propriétés qui lui appartiennent: ce ne sera point encore là un *végétal*. Celui-ci a de moins encore les organes de la digestion, ceux de la circulation sanguine, ceux de la respiration pulmonaire et branchiale, les végétaux recevant tout au plus l'air par des *trachées*,

probablement toujours indécise , parce qu'il sera toujours impossible de fixer le *principe* qui la détermine. Au défaut de la connaissance du *principe* même de la vie, on s'attache à déterminer les PROPRIÉTÉS qui le représentent ; et sans que les divisions qui ont été faites de ces *propriétés* aient peut-être rien de plus réel que le *principe* auquel on les substitue, on regarde ces divisions, ainsi que ces propriétés elles-mêmes, comme établies par la NATURE , parce que par elles on parvient le mieux que possible à expliquer les phénomènes des *fonctions* des êtres organisés vivans. C'est ainsi que l'*astronomie* explique , par l'attraction, la marche et l'équilibre des corps célestes ; que la *physique* éclaire la théorie de l'électricité, par la distinction de celle-ci en résineuse et en vîtrée ; que la *chimie* explique les phénomènes de l'analyse et de la synthèse des corps , par l'attraction molé-

comme les *insectes,* ou peut-être, seulement par des *pôres* comme les *zoophites* et les *vers intestinaux ;* le VÉGÉTAL ayant encore de moins les glandes conglomérées ; la vie qui lui appartient ne semblant se composer que de l'absortion, d'une respiration peut-être trachéale, de sécrétions par glandes conglobées ou solitaires , de nutrition et d'exhalation.

culaire ou l'affinité ; que le *naturaliste* range dans sa mémoire l'immense assemblage des productions de la nature, en les disposant en classes, ordres, familles, genres, qui comprennent les espèces ; que le *nosologiste* enfin adapte la marche du naturaliste à la connaissance, ou du moins, à la classification des maladies qui nous affligent : quoique, peut-être, il n'existe rien de ce que l'on nomme attraction ; électricité résineuse et vîtrée; affinités chimiques; classes, ordres, familles, genres même des productions de la nature ; classes, ordres, genres, espèces même de ses aberrations, feu M. le professeur Peyrible n'y admettant que des individualités. Mais enfin l'homme n'est point un Dieu ; il ne peut voir les choses d'une manière *intuitive* ; il faut qu'il se crée des méthodes, des instrumens pour parvenir de son mieux à la connaissance de ce qu'il veut soumettre à son étude ; et les instrumens premiers, au moyen desquels il tente de pénétrer dans la connaissance de l'économie des êtres organisés et des dérangemens de cette économie sont ce que l'on connaît sous le nom de PROPRIÉTÉS VITALES.

Les divisions les plus récentes de ces

propriétés représentant la *vie*, sont la *sensibilité*, dont les nerfs sont le siége unique, et l'*irritabilité* musculaire de HALLER.

BICHAT établit également la sensibilité et l'irritabilité : mais il fit une *sensibilité* et une *irritabilité animales* indépendantes; une *sensibilité* et une *irritabilité* organiques simultanées.

Depuis, l'on crut pouvoir tout expliquer par l'*irritabilité*, l'*excitabilité*.

Nous employons sans conséquence et sans prétention, qui d'ailleurs ne nous appartient nullement, comme monnaie de notre ignorance, cette *propriété factice* que nous avons nommée RÉACTION, ou si l'on veut, *réactivité vitale*, laquelle, comme on l'a vu par nos énoncés antérieurs, dominera nos *trois sections* de la vie et le reste du système de cet opuscule.

C'est donc, après ce court *préambule* jugé nécessaire, sur les *propriétés de la vie*; c'est donc cette RÉACTION VITALE que nous substituons, peut-être, sans conséquence, à l'*excitabilité* à laquelle nous l'accolons dans notre début, parce qu'elle rappelle, dans son expression, une idée connue, mais modifiée, caractérisée par la vie; c'est cette RÉACTION VITALE qui :

Mastication et insalivation. Dans la *bouche*, lors de la *mastication*, est sollicitée par le *stimulus* de la *matière alimentaire*, pour l'excrétion de la *salive* qui, en impregnant l'*aliment*, doit commencer à l'animaliser[1];

ESQUISSE ANATOMICO-PHYSIOLOGIQUE RAPIDE,

MAIS PLUS DÉVELOPPÉE QUE CELLE QUI EST DANS LE TEXTE.

(Elle sera continuée en note dans les trois sections de la Vie).

Mastication. Les alimens reçus dans la bouche sont divisés par les dens incisives, déchirés par les canines, broyés par les molaires, impregnés par la salive.

Déglutition. Le bol alimentaire jugé propre à la déglutition, par la luette, est introduit dans l'arrière-bouche par le renversement de la langue, sur la surface supérieure de laquelle il est placé. Le pharynx se lève pour le recevoir; tandis que le voile du palais, appliqué sur l'ouverture postérieure des fosses nasales et sur le pavillon des trompes d'Eustache, l'épiglotte appliquée sur la glotte, empêchent qu'aucune portion des alimens n'entre dans le nez, la cavité interne des oreilles et le larynx.

Digestion. Le pharynx se baisse et pousse le bol alimentaire dans l'œsophage, qui le transmet par le cardia à l'estomac. Là les alimens se convertissent en une matière grisâtre nommée chimus; le chimus entre par le pylore dans le duodenum, où la bile, versée par le canal cholédoque, et le suc pancréatique, versé par le canal pancréatique, achèvent le travail de la digestion. Le résultat de ce travail est la conversion du chimus en deux parties: l'une qui doit être rejetée au dehors, après avoir traversé les intestins jéjenum, iléon, cœcum, colon, rectum: ce

Qui, dans l'*estomac*, est titillée, en quel- Digestion
stomacale.
que sorte, par cette substance alimentaire
insalivée, laquelle substance, par le résultat de l'impression qu'elle produit, est pé-
nétrée des *sucs gastriques*, s'il existe des sucs

sont les matières fécales. L'autre, sous l'aspect d'un
liquide laiteux que l'on nomme chyle, doit entrer dans
les voies de la circulation, pour se convertir en sang.

Le chyle est pompé par les bouches des vaisseaux Absorption
du chyle.
lymphatiques qui s'ouvrent dans l'intérieur du tube intestinal, en nombre d'autant plus grand que l'on remonte
à une partie plus supérieure de ce tube. Ces vaisseaux
traversent le mésentère, aboutissent à des glandes lymphatiques, placées dans la duplicature de cette portion
du péritoine, en sortent en moins grand nombre, et
ainsi plusieurs fois de suite, jusqu'à ce qu'ils viennent
se rendre dans le réservoir de Pecquet, placé sur la
partie antérieure du corps des vertèbres lombaires. De
ce réservoir part le canal thorachique qui, montant sur
la partie gauche de la colonne vertébrale, va verser le
chyle dans la veine sous-clavière du même côté, qui
s'ouvre bientôt dans la veine-cave supérieure, que reçoit l'oreillette droite du cœur.

L'oreillette droite reçoit par la veine-cave inférieure Circulation.
le sang qui revient des parties inférieures, comme elle
reçoit par la veine-cave supérieure le sang qui revient
des parties supérieures; et les veines coronaires y versent par une seule bouche le sang qu'elles rapportent
du cœur. Cette oreillette se contractant, chasse le sang
dans le ventricule droit; et celui-ci se contractant à son
tour, le fait entrer dans l'artère pulmonaire qui, se divi-

gastriques; est embrassée, ballotée, *animalement* calorifiée par ce viscère; qui ouvre la porte du *pylore* aux couches successives de cette matière alimentaire suffisamment préparée par la *digestion stoma-*

sant bientôt en deux branches, va, par des ramifiacations infinies, se distribuer dans chaque poumon.

Respiration.   Là, le sang se débarrasse de ses principes inutiles; de noirâtre qu'il était, il devient vermeil; sa température devient plus élevée par une suite de la décomposition de l'air qui s'opère dans les poumons. Les artérioles pulmonaires s'abouchent bientôt aux vénules du même nom; celles-ci se réunissant en ramuscules et successivement en rameaux de moins en moins nombreux, finissent par aboutir à quatre troncs, deux pour chaque poumon, qui vont s'ouvrir dans l'oreillette gauche du cœur.

Suite de la circulation.   Cette oreillette se contractant, chasse le sang dans le ventricule gauche, qui, se contractant à son tour, le pousse dans l'artère aorte. De cette artère naissent: les artères coronaires qui vont au cœur; les artères carotides primitives, dont chacune se divise bientôt: la division externe donnant la thyroïdienne supérieure et toutes les branches qui se distribuent aux parties externes de la tête; la division interne pénétrant dans le crâne pour se distribuer au cerveau. Naissent après, de l'aorte: l'artère sous-clavière, une de chaque côté, qui fournit la vertébrale allant se distribuer au cervelet, au cerveau, à la moële allongée et à la moële épinière; la thiroïdienne inférieure, la mammaire interne, les thorachiques, les scapulaires, etc.; l'artère humérale qui, par ses divi-

cale, pour qu'elle entre dans les voies de la seconde digestion ;

Qui, dans le *duodenum* et les *intestins grêles*, est sollicitée par le *chimus*, ou *aliment* qui a subi la digestion de l'estomac, pour la sécrétion et l'excrétion de la *bile* et du

Digestion duodénale.

sions, se distribue aux membres supérieurs. Viennent après, continuant à naître de l'aorte, en descendant : les bronchiques, les æsophagiennes, les médiastines, les intercostales, les diaphragmatiques, la cæliaque, qui fournit la gastrique supérieure, l'hépatique, la splénique, la mésentérique supérieure, la mésentérique inférieure, les capsulaires, les rénales, les spermatiques, les lombaires, qui se distribuent aux parties charnues du bassin, à la partie inférieure et postérieure du tronc et aux parois abdominales ; les sacrées moyenne et latérales, les artères iliaques : une de chaque côté, chacune se divisant en iliaque interne qui donne des branches à tous les viscères contenus dans le bassin, et en iliaque externe qui va, par les artères qui en naissent, se distribuer aux membres inférieurs, après avoir fourni les épigastriques et iliaques circonflèxes, une de chaque côté.

Toutes ces artères parvenues, à leurs dernières ramifications, s'abouchent avec les radicules des veines, qui se réunissant en rameaux de plus en plus volumineux et souvent doubles en nombre des artères, aboutissent enfin aux deux veines-caves qui, ainsi que nous l'avons dit, versent le sang dans l'oreillette droite du cœur.

Parmi les artères que nous venons de nommer, il en est un certain nombre qui se rendent à des organes particuliers

Sécrétions.

suc pancréatique, lesquels, par leur ferment animal, agissant sur la masse qu'ils impreignent, en continuent la digestion ;

Qui éveille, par la présence du produit perfectionné de la digestion pancréatique et biliaire, l'action absorbante, sécrétante,

chylification
et
absorbtion
du chyle.

nommés glandes, qui séparent du sang, des fluides, différens selon l'organe sécréteur et destinés à être rejetés de l'économie, ou immédiatement, ou après avoir rempli quelqueusage. C'est ainsi que l'artère lacrymale, née de l'ophtalmique qui est une division de la carotide interne, porte à la glande lacrymale le sang dont celle-ci sépare les larmes qui, après avoir arrosé le globe de l'œil, sont reprises par les conduits lacrymaux qui les portent dans le nez, d'où elles sont évacuées au dehors ; que des ramuscules de la carotide externe se rendent aux glandes parotides, sous-maxillaires, sublinguales, qui séparent la salive destinée à préparer, dans la bouche, les alimens, au travail de la digestion ; que l'artère hépatique (des auteurs disent : la veine-porte ; alors l'artère hépatique servirait uniquement à la nutrition du foie) fournit au foie le sang dont il sépare la bile qui est portée par le canal hépatique dans le canal cholédoque, reflue en partie dans la vésicule du fiel par le canal cystique qui, à son tour, reporte la bile cystique dans le canal cholédoque, qui verse les biles hépatique et cystique réunies dans le duodenum où ce fluide se mêle au chimus pour en opérer la digestion ; que des divisions de la cœliaque et de la mésentérique supérieure se rendent au pancréas qui sépare du sang l'humeur pancréantique destinée comme la bile à la digestion du chimus ; que

électivé, vitalement fabricante des *vaisseaux chilyfères* qui doivent porter le *suc radical* de notre réparation, le *chyle*, dans le torrent circulatoire :

Qui, dans le *gros intestin*, sollicite la muqueuse qui le tapisse, pour la sécrétion   Défécation.

les artères rénales portent au rein le sang dont est séparée l'urine qui est immédiatement expulsée au dehors; qu'enfin la peau et toutes les surfaces muqueuses reçoivent des artérioles dont leurs glandes solitaires et conglobées séparent, à la peau, l'humeur sébacée ; aux yeux, la matière de la chassie, aux tarses ciliaires, l'humeur de Méïbomius; aux oreilles, le cérumen; dans le nez, le mucus nazal; dans la bouche, et surtout dans le larynx, la trachée-artère, les bronches et les vésicules pulmonaires, la matière des crachats; dans les voies alimentaires, le mucus qui garantit leurs parois de l'impression, surtout des matières fécales; dans les voies urinaires, le mucus qui affaiblit sur elles l'impression de l'urine; dans la prostate, chez l'homme, l'humeur qui sert de véhicule à la liqueur séminale; dans la matrice et le vagin chez la femme, le mucus destiné à lubrifier ces parties.

Les autres artères vont porter aux différens tissus les matériaux de leur nutrition. Elles portent la gélatine   Nutrition. (ou, du moins, elle s'y fabrique, comme les autres produits soit sécrétés, soit nutritifs), aux tissus cellulaire, séreux, synovial, fibreux, fibro-cartilagineux, à la chaîne du tissu osseux, aux tissus dermoïde, épidermoïde? etc.*;

---

* On sait que le point d'interrogation? exprime le doute. C'est comme tel qu'il sera quelquefois placé dans cet écrit.

du *mucus* qui favorise le glissement des *feces*
vers le *rectum*, où ce résidu, d'ailleurs,
s'achemine, tout en se dépouillant de ses
principes alibiles de moins en moins nombreux, pressé par l'action péristaltique du
tube qui, de la bouche aboutit à l'anus;

l'albumine, à la substance célébrale et aux nerfs, ou qui
y aboutissent, ou qui en dérivent peut-être tous, qui
tous, du moins, lui ressemblent par identité de principes *; la fibrine au tissu musculaire ; au poumon, au
foie, à la rate, aux reins, etc., la matière de leur paren-
chîme; aux vaisseaux artériels, veineux, exhalans, sé-
créteurs, excréteurs, absorbans, les matériaux des tissus
simples qui les composent.

Faisons observer ici que quelques artères ont un usage
équivoque (à part celui de la nutrition) : ce sont celles
qui se rendent aux corps nommés glande pinéale, glande
ou tige pituitaire, thymnus, glande thyroïde, à la rate,
aux capsules surrénales, et peut-être, les artères du
cerveau : quoique le volume de celles-ci, leur nombre,
la richesse du sang qui les traverse, et qui vient immédiatement du cœur, indiquent assez que le viscère cen-

* Qu'est-ce que le GRAND INTERCOSTAL, ou le système nerveux des
GANGLIONS? Est-il absolument indépendant du *cerveau*? Le *cerveau*
n'en reçoit-il aucune influence ? Du moins parait-il que le cerveau
n'a point la conscience, dans l'état sain, des fonctions de la VIE INTÉ-
RIEURE aux organes de laquelle se distribuent les *nerfs* dus ganglions :
à moins que l'on appelle conscience la sensation de bien-être qui résulte de l'exercice régulier de ces *fonctions*. Quant à la *douleur* dans
les *maladies* des *organes* qui reçoivent des *nerfs* des *ganglions*, résulte-
t-elle de l'augmentation de la *sensibilité* propre de ces *nerfs*, ou de
celle des *nerfs cérébraux*, dont peu de *viscères*, sans doute, ne reçoivent
quelques filets.

laquelle action péristaltique, rendue plus active d'ailleurs par l'acrimonie de ces *feces*, qui impressionne l'irritabilité du

tral de la vie animale, en même temps qu'il est une des branches, et la branche vivifiante du trépied de la vie organique, doit extraire de ce sang généreux ce fluide, cet aura, dont l'existence, on ne sait trop pourquoi, a quelquefois été problématique, et qui, ayant les nerfs pour conducteurs, est en quelque sorte, l'ame matérielle de l'existence.

Enfin, le système artériel, parvenu à ses dernières di- Exhalation. visions, laisse exhâler par ses pores, peut-être par un ordre particulier de vaisseaux, le fluide de la transpiration, et celui qui lubrifie à leur surface interne les membranes séreuses, synoviales, médullaires, et les cellules du tissu cellulaire ou lamelleux, dont une portion, sous le nom de tissu adipeux, reçoit le fluide de la graisse.

Tous les matériaux de la nutrition se détériorent et Absorption. ont besoin d'être remplacés : un système de vaisseaux généralement répandus, dont les vaisseaux chyleux ou lactés ne sont qu'une division, s'en empare, ainsi que de tous les fluides surabondans de l'économie, et les porte, en dernier résultat, dans le canal thorachique qui s'ouvre, comme nous l'avons dit, dans la veine sous-clavière gauche; et dans un deuxième tronc lymphatique, en quelque sorte accessoire, qui s'ouvre dans la veine sous-clavière droite.

Voilà l'homme vivant pour lui; mais cette vie, n'est, en quelque sorte, que le tiers de celle de l'homme; seule, elle est la vie d'un idiot. Pour compléter l'homme, il faut la vie relative et celle de l'espèce.

dernier intestin, et appuyée de la pression musculaire abdominale, en provoque l'excrétion.

Respiration. C'est cette RÉACTION spéciale qu'excite l'*air vital* qui pénètre dans le *poumon*, pour que celui-ci s'épanouisse, livre passage au sang veineux qui *s'artérialise* en traversant les réseaux vasculaires qui se dessinent sur ses cellules, de noirâtre devient vermeil et rutilant aux dépends de cet air, ou plutôt de son oxigène; augmente de température aux dépends d'une portion de son calorique ' qu'il s'approprie.

' Sans doute que l'*air* se décompose à la surface cutanée, dans le travail de la digestion, et que, par conséquent, la peau et la muqueuse de l'estomac et des intestins, sont des voies d'introduction dans notre économie du *calorique* qui lui est propre, comme le système artériel qui en est le principal véhicule, est un de ses producteurs, par le mouvement, les frottemens, les triturations rapides qu'il imprime par son action au sang qui le traverse; production, génération à laquelle tous les mouvemens physiques et moraux de l'économie vivante ne sont point étrangers : mais l'organe principal de l'introduction, de la génération du *calorique* dans cette économie, est sans contredit le *poumon*. Ce qui le prouve, c'est que plus cet organe est développé relativement au volume et à la masse de l'individu, plus il est multiple, plus grande est la chaleur animale.

Elle n'est point au-dessus de la chaleur ambiante chez

C'est cette RÉACTION qui, excitée par le *Circulation.* *sang artériel*, en favorise la *marche circulaire* dans tout le *système* qui le contient: la progression du *sang veineux* qui complette le *cercle*, étant toutefois plus mécanique. Le *cœur*, par son action, est le point de départ du sang artériel qu'il chasse, séparément, dans le poumon et dans toute l'économie; et il est l'aboutissant du sang veineux qui y revient de ces deux destinations.

les animaux chez lesquels l'introduction de l'air ne se fait que par des *pôres:* les *zoophites;* par des *trachées:* les *insectes* et les *vers terrestres;* dans ceux chez lesquels la respiration n'a lieu que par contact extérieur de l'air, ou se fait par des *branchies:* les *crustacées,* les *vers aquatiques,* les *mollusques* et les *poissons;* dans les animaux qui ont un cœur à un seul ventricule, et chez lesquels seulement la plus petite portion du sang traverse les *poumons:* les *reptiles.* Elle est au-dessus de la température ambiante, de 32 degrés au thermomètre de Réaumur, chez les *mammifères,* animaux qui ont un cœur à *deux ventricules,* et dont tout le sang traverse les *poumons.* Elle est au-dessus de celle des mammifères dans les *oiseaux,* chez lesquels l'absence du *diaphragme* permet une plus grande ampliation à l'*organe pulmonaire.* Et ce qui ajoute à la preuve que cet organe est l'agent principal du dégagement de la chaleur vitale, c'est que, chez le même animal à sang chaud, la chaleur est d'autant plus grande, quant au mammifère, qu'il s'exerce

C'est cette RÉACTION *vitale* que le sang artériel sollicite dans les *glandes* lacrymales, salivaires ; dans le foie, le pancréas, les reins,
les glandes conglobées, pour la sécrétion
des larmes, de la salive, de la bile, du suc
pancréatique, de l'urine ; pour celle du
mucus dans les membranes muqueuses, de
l'humeur sébacée dans les follicules séba-
cés : produits qui, tous, hors l'urine, doivent remplir un usage spécial dans l'économie.

davantage, qu'il vit en liberté, dans les champs, les
forêts ; quant à l'oiseau, qu'il fend l'air avec plus de
rapidité et d'un vol plus long-temps prolongé ; qu'elle
est d'autant plus grande chez l'homme en particulier,
que sa stature est plus petite, qu'il prend plus d'exercice, que sa poitrine a plus de capacité ; qu'il est d'un
tempérament bilieux, sanguin ; qu'il est plus jeune :
états qui ont lieu avec accélération de la respiration ;
qu'elle est d'autant moindre chez lui que sa stature est
plus grande, qu'il est plus inactif ; qu'il est d'une constitution muqueuse, lymphatique ; que sa poitrine est
plus resserrée : pourvu qu'il n'y ait point d'affection
organique du poumon, affection qui détermine alors un
état fébrile ; par conséquent, l'accélération de la circulation, celle de la respiration, et, comme cela a lieu
dans toutes les maladies inflammatoires, un dégagement
plus grand de calorique.

Je dirai ici par anticipation, que si l'on applique ces
considérations à l'état maladif, on concluera, que dans

C'est *elle* que ce même sang artériel Nutrition.
éveille, pour que les *tissus* cellulaire, nerveux, artériel, veineux, des exhalans, des
absorbans et de leurs glandes, osseux, mé-
dullaire, cartilagineux, musculaire, fibreux,
muqueux, séreux, synovial, glanduleux,
dermoïde, épidermoïde, pileux, érectile,
parenchymateux, etc., y puisent les matériaux de leur nutrition.

C'est par elle enfin que les *vaisseaux ex-* Exhalation.
halans, s'ils existent, ou les pores de ce

les maladies inflammatoires, bilieuses *(gastrites)*, et,
d'ailleurs, toutes les plegmasies sanguines, il serait à
désirer que l'air respiré ne fût point tant chargé du
principe qui le rend respirable, parce que dans ce cas,
il y a un plus grand dégagement de calorique; que, du
moins, des vapeurs aqueuses interposées, émoussassent
alors l'activité de ce principe; que cet air, au contraire,
fût le plus respirable que possible, dans les maladies
muqueuses et lymphatiques, et que les meilleurs remèdes qu'on puisse opposer à ces dernières, et, pour
préciser quelques cas, dans les maladies scrophuleuses,
rachitiques, par exemple, seraient, avec le régime
restaurant et tonique, du moins selon l'ancienne théorie,
(et on accordera bien quelques cas *d'asthénie* dans les
scrophules) dans les villes : l'habitation dans les rues
spacieuses, dans les étages les plus élevés des maisons
et les chambres les plus vastes, les croisées de celles-ci
regardant le levant ou le midi, pour qu'à la respiration
d'un air pur soit jointe l'influence confortante du calo-

nom, choisissent les liquides, les gaz inutiles qui doivent être éliminés;

Absorption :
1.o Lymphatique et de décomposition;
2.o Nutritive, ambiante, ou de composition.

Et les *vaisseaux absorbans*, et aussi, dit-on, les *radicules des veines*, s'emparent également des liquides, des *detritus* de l'animalisation, qui doivent être reportés dans le torrent de la circulation, pour y subir un nouveau travail : l'*absorption*, d'ailleurs, s'opérant également de la circonférence au centre, de le peau au tissu cellulaire, comme elle a lieu des muqueuses au canal thoracique du moins dans l'absortion abdominale, puisqu'il est évident qu'on se nourrit aussi par la périphérie, comme on se médicamente par la méthode iatraleptique, témoins les bouchers et les cuisiniers ; et cette absorption concentrique d'ailleurs étant le mode de nutrition des végétaux, et surtout des animaux les plus simplement organisés, de ceux qui com-

rique; et mieux que cela, le séjour de la campagne, dans les plaines, sur les lieux élevés, loin des marais et des lieux trop couverts.

Il se peut que dans cette note, extraite d'une nouvelle édition manuscrite de ma dissertation inaugurale, il y ait quelque inexactitude dans l'usage que j'y fais de l'*anatcmie comparée*. Le fond principal, toutefois, en est vrai.

mencent l'échelle de l'animalisation : les suçoirs de la nutrition, dans ces derniers, étant en dehors, comme dans les végétaux, tandis qu'ils sont principalement dans un sac central, un estomac, où arrive la nourriture à digérer, à mesure qu'on remonte dans la complication de l'organisation animale.

SECTION SECONDE.

VIE ANIMALE OU DE RELATION.

Les MINÉRAUX sont l'*ébauche* de la CRÉATION, si toutefois celle-ci a des ébauches, et si toutes choses n'étaient point parfaites en elles-mêmes, et selon leur destination, lorsqu'elles sortirent des mains du CRÉATEUR: *et vidit quòd erat bonum.* Des lois physiques, des lois mortes en quelque sorte, les gouvernent.

Les VÉGÉTAUX offrent le second degré de cette *création.* Nous l'avons dit : ils vivent ; mais sans rapports, hors ceux, pour le plus petit nombre, de leur propagation. Seuls, ils sont sans but

Les ANIMAUX, et l'HOMME surtout, sont le *complément* de l'ÊTRE : ils sont la VIE même.

Sans eux, ou plutôt, sans l'homme et son INTELLIGENCE (et celle-ci est exclusive, quoi qu'on puisse dire, je ne sais trop pourquoi, de ses degrés ascendans chez les animaux qui approchent graduellement de son espèce par leur organisation); sans l'homme donc et son intelligence, la *création* serait vaine et sans but. La *vie animale*, et surtout, ou plutôt uniquement la *prérogative éminente* qui la domine chez l'homme, et dont le *type* est dans *Dieu* même, est le terme des travaux du *Créateur*[1].

La VIE VÉGÉTATIVE, *organique*, n'est qu'une condition de cette *vie animale*, mais une condition nécessaire; elle est son *fulcrum*, sa base vivante, sans le soutien de laquelle cette dernière s'évapore.

Métaphysiquement donc, en quelque sorte, la VIE ANIMALE est séparée, distincte de la *vie organique*, qui est son esclave, qui n'est que pour elle, et dont le travail, ignoré de la première, lorsque son jeu est régulier, permet à sa SOUVERAINE, à ce *miracle*,

---

[1] *L'homme* est le *complément*, la *perfection*, la *couronne* de l'œuvre. Il est, en un mot, l'*œuvre* du *sixième jour*. Aussi chercherait-on vainement ses restes dans les antiques *dépouilles* de ce qui exista.

à ce terme unique des *merveilles* de ce qui est créé, de se livrer, lorsqu'il s'agit de l'homme surtout, à la plénitude des actes qui lui appartiennent. Mais, en réalité, à l'*instar* des *rois* qui ne peuvent être partout par *ambassadeurs*, cette *vie* s'exerce aussi par des *organes* qui, siége, éclaireurs, ministres ou exécuteurs de son *empire* et de ses ordres, se nourrissent et s'entretiennent par le même mécanisme que ceux de la *vie végétative*, n'en différant point sous ce rapport ; et ont avec ceux-ci, dont ils sont, d'ailleurs, les sentinelles avancées, les pourvoyeurs nécessaires, des rapports indispensables', ou pour eux seuls, ou de réciprocité, et sans lesquels la vie générale cesserait plus ou moins immédiatement d'exister.

Le cerveau, d'une manière plus apparente, dans les animaux des ordres supé-

---

' Cela regarde principalement, exclusivement même à peu près, le *cerveau* ou le *système*, l'*élément* nerveux qui le représente dans la série des être vivans locomobiles; soit alors que ce système soit centralisé, comme chez les animaux parfaits, soit qu'il soit disséminé et partout en contact avec les élémens matériels de la vie organique, comme dans les *polypes* nus et crustacés, et dans la *monade* vivante.

rieurs ; les *organes* des *sens* et les *muscles* de la locomotion et de la voix, sont le CENTRE, les *éclaireurs* et les *ministres* de la *vie animale* ou de *relation ;* et pour poursuivre dans les phénomènes de cette *vie,* comme nous l'avons fait dans l'exposé de ceux de la *vie organique,* l'action de notre ÊTRE ONTOLO-GIQUE représentant la *vie,* et que nous avons nommé *réaction vitale,* nous continuerons à dire :

Sensations. — C'est cette RÉACTION VITALE que, dans la *vie extérieure* ou *animale,* sollicitent les vibrations de l'air, les irradiations de la lumière, les molécules odorantes, les molécules sapides, les qualités tactiles des corps, pour que

*Suite de l'*ESQUISSE ANATOMICO-PATHOLOGIQUE (*Voyez la note de la page* 24*, sect. de la* Vie *organique*).

(Ce que dit cette note est en partie la répétition du texte. Je n'ai pas cru devoir l'omettre, pour ne point tronquer l'Esquisse.)

L'homme vit relativement par ses sensations, ses perceptions et ses mouvemens.

Sensations. Les organes des sensations sont : les oreilles, les yeux, le nez, la langue, toute la surface du corps. La pulpe des nerfs acoustiques, optiques, olfactifs, gustatifs, du toucher, impressionnée par les sons, les rayons lumineux réfléchis des objets, les odeurs, les molécudes sapides et les qualités tactiles des corps, transmet par le moyen des nerfs dont elle est la terminaison, ces impressions *l'oreille* soit ébranlée par les sons; l'*œil* voie les objets, la *pituitaire* soit impressionnée par les molécules odorantes; la *langue* perçoive le goût des substances que l'estomac doit recevoir; toute la *surface* de la *peau*, les *mains* surtout, et principalement la *pulpe* des *doigts*, jugent, selon leurs *facultés tactiles*, des qualités des corps qu'elles explorent, et que le *cerveau* auquel, par l'intermédiaire des nerfs des sens, comme ORGANE CENTRAL de la *vie de relation*, ces impressions diverses aboutissent, les *juge, instinctivement* chez la brute; par l'intermédiaire de l'*ame* chez l'homme; raisonne en conséquence, se détermine; et, si cette détermination est pour que la RÉACTION VITALE produise l'*action*, en

Action du cerveau. Instinct. Intelligence.

au cerveau. Celui-ci, ou plutôt l'ame dont il est le siége, perçoit, juge, raisonne, se détermine; et si cette déter-mination est pour l'action, l'ordre en est transmis par les nerfs aux muscles de la locomotion volontaire, c'est-à-dire à toutes les masses charnues ou à quelques-unes d'entre elles qui revêtent l'extérieur du corps (car la vie automate, la vie végétative en quelque sorte, la vie organique en un mot, a aussi ses muscles : le cœur, le diaphragme, une des tuniques de tous les viscères creux et de tous les canaux dont l'action ne dépend pas, du moins en tout pour quelques-uns, de l'influence du cerveau, mais bien de celle des nerfs des ganglions); ou bien cet ordre est transmis aux muscles de la voix.

Locomotion

Voix; parole.

transmette, par les nerfs du mouvement volontaire, l'*ordre* aux *muscles* de la *locomotion* et de la *voix*.

locomotion. Parole.

SECTION TROISIÈME.

VIE DE L'ESPÈCE.

La *vie animale* et la *vie organique* qui la nourrit et lui donne l'*être*, constituent un *tout :* mais dans l'ordre de la *création*, et jusqu'à ce que le *créateur* la retire à lui, il faut que l'*espèce* se perpétue. La VIE de l'ESPÈCE a donc été sur-ajoutée ; elle a été entée, en quelque sorte, sur les *vies* organique et animale. Son influence corrobore à la vérité, essentiellement, dans les vues de la nature, et les organes, et les actions de la *vie générale ;* et on ne peut briser, rompre cette influence nécessaire au complément de l'être vivant, sans outrager les lois du *créateur,* ou si l'on veut, de la *nature,* qui n'est que l'assemblage de ces lois. Mais l'*être* vit, végète, sans cette exhubérance qui forme son complément : il vit sans elle jusqu'à l'époque de la puberté ; elle l'abandonne, et il vit, végète encore pour lui, mais tout en déclinant, ce qui est le contre-pied de ce qui avait lieu dans le jeune âge, jusqu'à ce qu'il s'éteigne, lorsque les vues propagatrices de la nature, ou les temps pendant lesquels elles pouvaient s'exécuter, ont été remplis. La VIE de l'ESPÈCE est donc la *surabondance* à laquelle arrivent, à l'âge de la force, les *vies organique* et *animale réunies,* que nous avons antérieurement sommairement esquissées.

Ici, la RÉACTION VITALE fait sécréter, du Génération.

*Suite et fin de l'*ESQUISSE ANATOMICO-PHYSIOLOGIQUE *(Voy. les notes des pages* 24 *et* 40*, sect. des* Vies *organique et animale).*

L'homme vit pour l'espèce par l'œuvre de sa propa- Génération. gation. La propagation de l'homme, comme celle de tous les animaux à sang rouge et chaud, de tous les vertébrés à sang rouge et froid, et de beaucoup d'animaux à sang blanc, exige deux sexes dont les individus diffèrent, principalement au physique, par les organes de la reproduction.

Les organes génitaux du mâle (il sera surtout question de l'homme dans le reste de cet article), sont deux glandes nommées testicules. Ces glandes sécrètent du sang que leur apportent les artères spermatiques, la liqueur séminale que les vaisseaux déférens portent aux vésicules séminales, d'où elle passe par les vaisseaux éjaculateurs dans le canal de l'urètre qui, entrant en orgasme, et affermi par les corps caverneux qui se gonflent et s'érigent, la transmet au dehors.

Les organes génitaux de la femelle sont, extérieure-

sang artériel, par les organes qui se rapportent à cette vie, la *liqueur séminale* chez le *mâle* ou *l'homme*; la *même liqueur spermatique*, au sexe près, ou bien les *matériaux* qui formeront le *germe*, chez la *femelle* ou la *femme*, si toutefois les *germes* ne sont pas *préexistans*; elle provoque chez cette dernière, l'éruption des *menstrues*, en dirige plus tard les matériaux vers les *mammelles*, qu'elle excite pour la *sécrétion* du *lait*, nourriture destinée à l'*enfant* qui aura vu le jour, et qui stimulera alors l'excrétion de ces *glandes*; la *conception* d'ailleurs, et la *vie* du *fœtus* dans l'*utérus*, appartenant à la *réaction vitale* qui préside à ces *phénomènes*.

Cette Esquisse physiologique est courte,

ment, le clitoris et le vagin; au-dedans, la matrice et les ovaires. Ceux-ci contiennent les ovules que va féconder l'*aura seminalis* du mâle. L'ovule fécondé descend par la trompe de Fallope dans l'uterus, où il végète, en quelque sorte, et se développe pendant neuf mois. Les enveloppes de l'œuf qui contient le fœtus sont, extérieurement, le chorion; intérieurement l'amnios. Celui-ci sécrète un fluide gélatineux dans lequel baigne le fœtus. Le chorion tient à la surface interne de la matrice par une espèce de tomentum traversé par un lascis de vaisseaux communicateurs, qui se retire comme sur lui-même, à mesure que la grossesse avance. A trois mois, il ne recouvre plus que la moitié du chorion; à

ainsi que je l'ai annoncé. Elle ne contient en quelque sorte, que la *charpente* de la science. Je n'ai voulu y signaler que les sommités de celle-ci, et, par cette briéveté même, pouvoir indiquer d'une manière plus précise l'office et le rôle de la RÉACTION VITALE. Du reste, la suite de mon travail me permettra d'effleurer plus d'une question qui tient plus ou moins directement à cette partie de la *médecine* que je viens de parcourir : *consensus unus, conspiratio una.*

neuf mois, il n'en recouvre plus que le quart et moins que cela : c'est le placenta ?*

La femme nubile est sujette à un flux sanguin, menstruel, dont la source est à la face interne de la matrice. Lorsqu'elle a conçu, ce sang sert à la nutrition du *fœtus.* Les sinus du placenta le puisent dans les sinus utérins (du moins, c'est là une des opinions variées sur ce sujet), et les radicules de la veine ombilicale le pompent dans le placenta. La veine ombilicale le porte au foie du *fœtus,* dans lequel la plus grande partie circule avant de passer dans la veine-cave inférieure qui reçoit,

Menstruation chez la femme, et circulation chez le fœtus.

* On sait, par une note précédente, ce que signifie ici le point d'interrogation? Ici, il exprime le doute à l'égard de l'origine que j'assigne au *placenta,* qui est indépendant, sans doute, du *tomentum,* de la *membrane caduque,* au ratatinement de laquelle, d'après je ne sais quel souvenir, j'en décrit ici la production. Il faut étudier le mécanisme de sa formation par l'exact et sévère M. *Désormeaux,* que l'art des accouchemens et la médecine viennent de perdre. Je profite de cette note pour déclarer que quelques erreurs peuvent se trouver, ainsi que quelques omissions, dans ces *esquisses anatomico-physiologiques;* mais elles sont, je crois, de peu d'importance.

SECONDE PARTIE.

HYGIÈNE.

―――

L'Hygiène étudie l'influence des agens qui lui appartiennent, sur la Réaction vitale, dans la mesure convenable au maintien surtout, et subsidiairement, au rétablissement de la santé.

NOTE PRÉLIMINAIRE.

J'ai déjà prévenu que cet Essai, en général, n'était en rien un Livre fait avec des *livres*. Il est sorti seul (*currente calamo*, baclé

par le canal veineux, celui qui n'a pas circulé dans le foie. La veine-cave inférieure, à raison de la disposition de l'oreillette droite dans le *fœtus*, transmet directement tout le sang qu'elle contient, dans l'oreillette gauche, par le trou de Botal. De l'oreillette gauche, il passe dans le ventricule du même côté, qui, en se contractant, le transmet par les branches de l'aorte ascendante, aux parties supérieures. Le sang de la veine-cave supérieure, versé dans l'oreillette, et, de là, dans le ventricule droit, est chassé dans l'artère pulmonaire qui n'en porte que la plus petite portion dans le poumon, d'où il revient dans l'oreillette gauche par les quatre veines pulmonaires; l'autre portion, plus considérable, entre dans l'aorte inférieure par le canal artériel, se distribue en partie aux membres abdomi-

en moins de six semaines), sans appui, armé
de toutes pièces, de la cuisse de *Jupiter:*
mais ce n'est point de celle de *Jupiter Olym-
pien*, ou de *Jupiter tonnant*. Produit absolument unique de mes petites forces, corro-
borées, il est vrai, de quelques petites études
antérieures; par conséquent, ce qui doit

naux, et retourne en partie au placenta par les artères
ombilicales, qui, conjointement avec la veine ombilicale,
forment le cordon de ce nom. On conçoit de reste,
par le détour de la moitié et plus, au profit des artères
ombilicales, du sang qui, ultérieurement, doit se rendre
aux extrémités inférieures, pourquoi ces parties sont,
proportionnellement moins développées, ainsi que tout
ce qui appartient à la portion inférieure du tronc, chez
le *fœtus*, qu'ils ne le seront ultérieurement, et à mesure
que l'enfant s'éloignera de la circulation fétale.

Le *fœtus* croissant, la matrice se développe. Dans le
deuxième mois, elle est encore dans l'excavation du bassin;
à trois mois, elle déborde le détroit supérieur; à quatre
mois elle est à deux doigts au-dessous de l'ombilic; à
cinq mois, elle est vis-à-vis l'ombilic; à six mois, elle
est à deux doigts au-dessus; à sept mois, elle est à deux
doigts de l'appendice xiphoïde; à huit mois, elle répond
à cet appendice; à neuf mois, elle redescend à l'endroit
où elle était le septième mois.

C'est alors que le fond de la matrice, rompant l'é-
quilibre établi entre lui et le col, surmonte la résistance
que celui-ci lui opposait. Le col, aminci, se dilate, ainsi
que le vagin; tous les replis qui forment les parties
extérieures de la génération, les grandes et petites lèvres

nécessairement être, de mes réminiscences et de ce qui peut appartenir à un esprit légèrement observateur, et dont l'écorce, assez stupide, semble n'avoir point de fenêtre pour la malice, sa physionomie est entièrement à lui : c'est avouer qu'elle est assez insignifiante, et qu'elle dit bien peu

se développent pour agrandir le passage, et l'accouchement s'opère.

Son mécanisme, selon M. Hay. Dans l'accouchement naturel, la tête se présente au passage, l'occiput tourné vers la cavité cotyloïde gauche. Toutefois, il s'opère encore naturellement lorsque l'occiput répond à la cavité cotyloïde droite, à la symphise du pubis, à l'une ou à l'autre symphise sacroiliaque, au sacrum. Mais quelle que soit l'une de ces six positions de la tête au détroit supérieur, cette dernière ne peut aborder dans l'excavation du bassin, qu'en se mettant dans une direction oblique, pour favoriser les rapports de ses plus grands diamètres avec les semblables de l'espèce de cercle osseux qu'elle va franchir. Parvenue dans l'excavation, la tête prend une direction antéro-postérieure, avec laquelle elle franchit le détroit inférieur. Le tronc suit la même marche que la tête, et lorsque l'enfant est sorti, de nouvelles douleurs provoquent l'expulsion du placenta. L'accouchement est encore naturel, quoique l'enfant vienne par les pieds, les genoux, les fesses. Lorsque l'enfant a vu le jour, *Changemens qui s'opèrent à la naissance.* la circulation cesse entre la mère et lui; le trou de Botal et le canal artériel se ferment : tout le sang du poumon se rend dans les cavités gauches du cœur, et tout le sang des cavités droites traverse le poumon.

de chose ; et, pour cette déclaration, je ferai *chorus* avec qui voudra. Cette *Esquisse hygiénique*, par exemple, ne tient rien des dispositions brillantes que l'on peut donner maintenant à cette partie de la médecine : j'ai tâché de me former une idée concise de ce qu'elle pouvait avoir d'essentiellement pratique ; idée que j'eusse pu sans doute contracter, resserrer encore plus, avec un peu plus de travail, pour éviter des répétitions peut-être ; et ce sont ces idées, très-incomplètes, mais exprimées à ma manière, dont j'ai confié l'expression à ces feuilles. Il en sera de même pour le reste de cet *Opuscule*, qui offrira, toutefois, plus de sé-

Celui-ci se dilate ; la respiration commence par une inspiration : elle doit finir par une expiration.

L'enfant doit encore être lié immédiatement à sa *Lactation.* mère, par ses besoins, pendant un temps à peu près égal à celui qu'il a vécu dans son sein. La surabondance de vie de la mère quitte l'uterus pour se diriger vers les glandes mammaires ; et celles-ci séparent le lait des vaisseaux qui s'y rendent. Le lait de la mère peut suffire à la nourriture de l'enfant, jusqu'à ce que la pousse de ses dents indique que celui-ci demande une nourriture plus substantielle.

De sept à douze mois paraissent successivement les *Dentition.* deux incisives moyennes de la mâchoire inférieure, les deux incisives moyennes de la mâchoire supérieure ; les

cheresse, parce que je ne pourrai y tracer que la *squélétologie* d'objets peu attrayans par eux-mêmes, si l'utilité qui s'y attache n'offrait un motif puissant, impérieux, indispensable, de s'adonner, de se fixer à leur étude. *Nocturnâ versate manu, versate diurnâ.*

L'Hygiène, que *Jean-Jacques* plaçait au nombre des *vertus*, mais vertu complexe, qu'on doit étudier, puisque c'est une *science*, est cette partie de la Médecine qui enseigne à conserver, autant que possible, la santé, et, parconséquent, à prévenir la *maladie*, par l'emploi régulier, par la sage direction de l'influence, sur le maintien et la restau-

deux incisives latérales de la mâchoire inférieure, les deux correspondantes de la mâchoire supérieure, les huit petites molaires. Dans la deuxième année paraissent les canines. Toutes ces dents, qu'on nomme dents de lait, sont caduques. De six à sept ans, paraissent les quatre grosses premières molaires, qui ne sont point caduques.

Les dents de la première dentition tombent de la sixième à la septième année, et sont successivement remplacées par celles de la seconde dentition, qui paraissent dans le même ordre que les premières. De huit à neuf ans, sortent les deuxièmes grosses molaires. Enfin, les dents de sagesse paraissent de vingt à trente ans, quelquefois plus tard, quelquefois jamais.

ration même de la régularité physiologique
de notre économie, de ce qu'elle nomme
les choses NON NATURELLES, c'est-à-dire, hors
de nous, quoique quelques-unes appartiennent à nos fonctions, et que, dès-lors,
la dénomination soit impropre, en quelques-unes, du moins, de ces parties : ces
choses comprenant, quoi qu'il en soit, les
ingesta, ou ce que nous introduisons en
nous ; les *circumfusa*, ou ce qui nous entoure ; les *applicata*, ou ce que nous appliquons sur nous ; *somnus* et *vigilia*, le sommeil et la veille ; *excreta*, les excrétions ;
gesta, les actions ; *percepta*, les perceptions,
passa, les passions : l'emploi régulier, la
sage direction de ces choses, n'étant, d'ailleurs, pas moins importans dans la maladie
que dans la santé.

Il est quelques-unes de ces influences de
la direction desquelles, malgré toute sa
bonne volonté, l'*homme*, à raison de sa position sociale, de la profession qu'il exerce,
de l'état de ses moyens pécuniaires, etc.,
n'est point toujours, entièrement du moins,
le maître ; mais il en est, et ce sont les
principales et les plus essentielles, dont la
direction dépend de sa volonté : et je mets

de ce nombre surtout, celles dont le bon et très-libre usage constitue ces vertus phy-siques et morales, selon le point de vue sous lequel on les envisage : la *tempérance* et la *sagesse*, qui, à ne considérer, comme il nous convient ici, que le bien-être de cette vie, sont les deux plus sûrs, les deux plus fermes garans de la santé, de la longévité et du bonheur.

Les effets physiques des passions désor-données, et ceci a trait surtout à l'abandon de la *sagesse* et de la *tempérance* que je viens de signaler, seraient funestes pour la *brûte* comme pour l'homme. Mais l'*animal*, en général, excepté celui que nous avons fa-çonné et que nous avons soumis à nos er-reurs, s'arrête là, par son *instinct*, où com-mencerait la détérioration de son être. Il n'en est point toujours ainsi de l'homme : *il se tue par sa liberté*, qu'on serait tenté, si ce n'était un blasphême, de regarder comme un funeste présent, tant il en mésuse, tan-dis qu'il serait si bien de son devoir et de son bien-être de la régler, puisque cet abus le conduit à ses maux les plus graves et les plus incurables. Les *maladies* qu'il doit à une transmission qui fut pour lui un triste héritage; à sa constitution acquise; à l'action des saisons; à celle du climat, du sol qu'il habite, des agens extérieurs dont il subit l'influence; à la profession qu'il exerce; aux vicissitudes de son âge, de son sexe, etc., sont presque inévitables: il ne peut se pardonner, en quelque sorte, celles qu'il doit à l'*abus* de sa liberté.

La règle de sa conduite et, par suite, de ses mœurs, ressort, sans doute, des CONSEILS PALPABLES qu'il reçoit de la *médecine prophylactique* et de l'*hygiéne:* mais peut-on méconnaître cette autre *règle* (qu'au défaut de la science, si non de la simple réflexion, qui n'est pas toujours là pour donner ses conseils, on trouve dans le dernier village); cette *règle, plus relevée par son origine;* dèslors cette règle plus sûre et plus solide encore, qui appartient à une *hygiène* et même à une *thérapeutique* s'adressant à une autre moitié de nous-même, et à laquelle, sans déroger peut-être, la *médecine,* personnellement, pourrait puiser, mais plus décemment par intermédiaires, des moyens et *préservans* et *curateurs* peut-être, quoiqu'ils ne tiennent point de la drogue, non moins efficaces sans doute, que ceux qu'elle obtient du domaine qui lui est propre, en même temps que la *morale pure* et son *complément* lui ont préparé dans les maladies inévitables, *in corpore sano ob animâ sanâ*, de moins lucratifs (mais la plus belle prérogative de la médecine est le désintéressement, lorsque le public, toutefois, n'en abuse pas); de moins lucratifs à la vérité, mais de plus consolans, de plus faciles et de plus nombreux triomphes !

Je sens que les réflexions dont se compose ce dernier *paragraphe* sont un peu ici hors de propos : mais la *médecine*, dans ces temps de perfectionnement, s'aide de tant de sciences accessoires et indirectes, que j'ai voulu essayer d'y introduire, à la sourdine, un peu de *Religion:*[1] *Honni soit qui mal y pense!*....

Revenons toutefois à l'HYGIÈNE de la mé-

[1] *Médecins :* J'ai scrupuleusement étudié, comme vous, toutes les maladies qui nous affligent, et tous les moyens que vous employez pour les combattre : et je me suis pénétré de la *fable* d'un grand nombre de ces moyens : et par leur inefficacité, ou leur vertu douteuse dont j'étais le témoin, et par les désordres qui résultaient quelquefois de leur emploi, et par le peu d'accord qui existe entre vous sur leur pouvoir et sur les cas qui requièrent leur usage. J'ai vu que, le plus souvent,

decine proprement dite, et laissons-là notre *contrebande* tant soit peu obscurantine.

Tous les hommes sont loin de fournir la même carrière :

Les uns s'éteignent, en quelque sorte , en naissant ;

Les autres n'arrivent point à la puberté, ou succombent aux prodrômes de leur printemps ;

D'autres atteignent l'âge qui devrait être pour eux celui de la force, et périssent, parce qu'ils semblent, en quelque sorte, ne pouvoir le supporter ;

Le petit nombre enfin atteint l'hiver de

lorsque nous sommes malades, avant du moins , les espérances de la *médecine physiogique,* nous périssions par la force de la maladie même, (sans parler de ceux qui succombent au *quid hæc in animâ vili,* et de ceux, en bien plus grand nombre sans doute , qui, par leur ignorance profonde des choses médicales, sont [bien rarement à la vérité, de nos jours], mais étaient autre-fois surtout, les déplorables victimes d'une confiance criminellement usurpée) ; ou que nous guérissions, parce qu'ainsi le voulait la nature. J'ai vu que là où votre art était tout-puissant, c'était dans les conseils que vous donniez pour conserver la santé. Mais les hommes vous consultent-ils lorsqu'ils se portent bien ? Ils n'ont recours à vous que lorsqu'ils ont perdu la santé, et toute leur

l'existence, et finit, parce qu'ici la somme de l'*excitabilité* paraît épuisée. Il n'y a plus d'*huile* dans la *lampe*, comme on dit vulgairement : tout l'*humide radical* est évaporé.

Cette assertion relative à la *somme d'ex-* confiance se porte vers la partie *mensongère* * de votre art. Au défaut de cette morale qui se touche, que bien peu pensent à recueillir de votre bouche, la *religion* offre à tous une *morale sublime*, dont le moindre bienfait est de les conduire par les voies de la *tempérance* et de la *sagesse*, au terme que la *nature* assigne à une vie

* Entendons-nous : parce que quelque *malicieux* pourrait ici vouloir faire de l'esprit aux dépends de la médecine et des médecins. La MÉDECINE n'est point *mensongère* dans l'esprit du *médecin*: elle est telle dans celui du *malade*, qui ne la conçoit pas, et qui en attend plus qu'elle ne peut offrir. On ne peut donner une définition unique de la *médecine*: ce serait bien à faux qu'on l'appellerait absolument L'ART DE GUÉRIR (de nos jours, dit-on, la MÉDECINE *physiologique* a cette prétention absolue); car il y a des maladies *incurables*: le médecin ne peut que pallier ces maladies-là, et jeter des fleurs sur la route qui conduit au tombeau. Il y a beaucoup de maladies qui se *guérissent* par la seule *énergie* de la *nature*. (Car combien, depuis le commencement du monde, de malades ont guéri sans appeler de médecins; et combien en est-il d'ailleurs qui guérissent et ont guéri, non-seulement de leurs maladies, mais encore de remèdes inopportunément appliqués dans ces maladies!) Il y a donc beaucoup de maladies qui se guérissent par la seule énergie de la nature : *Natura medicatrix*. L'*art* du médecin alors consiste à ne point contrarier cette énergie, lorsqu'elle est dans la mesure requise ; c'est-à-dire, le plus souvent, à ne point vouloir la rompre, et prétendre triompher sans elle. C'est-là que se renfermant dans la sublimité de son ministère, et se moquant du que dira-t-on ? le médecin triomphe par une presque inaction savante ; mais c'est en même temps là où le malade et ceux qui l'entourent, s'abandonnant à la prudence du médecin sur lequel est tombé leur choix, doivent user sans murmure de la patience et du temps : *lentè, sed tutè*. Il est enfin des maladies que le médecin *guérit*; les malades resteraient tels ou mourraient sans son secours :

citabilité qui nous est *départie* et que j'imagine peut-être, pour la combattre, est-elle un *paradoxe* ou une *réalité?* Une dose, une somme variable d'*excitabilité*, de *réaction vitale*, de *faculté réactive native*, a-t-elle été

que maintint une santé vigoureuse et inaltérable, ou qui, du moins, ne fut traversée que par des maladies dont les causes étaient inévitables. Après cela, par quelle étrange contradiction, dans nos temps de vertiges à la vérité, a-t-on vu plusieurs d'entre-vous méconnaître et rejeter le SOUTIEN AUGUSTE qui s'associe à

ergo exigt medicina; et un *vrai médecin* est précieux en ce qu'il empêche, par son ascendant, ceux qui ne le sont pas, mais qui ont la prétention de l'être : cela regarde les temps anciens et rarement le nôtre, de faire le mal; en ce qu'il peut réellement aider, forcer quelquefois la nature, à guérir les maux qui nous affligent; en ce qu'il porte la consolation dans l'âme des malades, remède moral qui compte pour quelque chose dans la guérison des maladies. Un médecin n'est point, à la vérité, ce qu'un certain public croit, croyance même dont quelques papillons du beau monde, quelques lettrés qui se croient universels, ne sont point exempts : un médecin n'est donc point ce qu'un certain public croit, c'est-à-dire un homme qui guérit une maladie *comme* un *savetier raccommode un soulier;* [*] un homme qui TOMBE *sur* le REMÈDE, comme on dit au village : mais c'est un OBSERVATEUR de la *nature*, qui souvent la laisse agir à peu près seule dans sa *marche curatrice;* qui aide quelquefois, qui souvent modère ses *efforts;* qui rarement, à la vérité, semble la remplacer et *triompher* pour elle. L'*homme* de la *nature*, s'il existe un homme de la nature ; l'homme, du moins, qui suit ses lois, doit

[*] Voilà mon mal, docteur! applique tes formules:
Purge-moi, saigne-moi, fais sur moi ton métier:
Allons, guéris-moi donc! Que vois-je! tu recules....
—Tout doux, tout doux, l'ami : me crois-tu savetier ?

N. B. Je sais fort-bien que ce ne sera point un homme du monde ni un lettré qui dira cette platitude, ni qui voudra crûment qu'on tombe sur le remède de son mal : mais, tout en prétendant traucher sur tout, il n'aura que des idées niaises ou prétentieusement ridicules, en médecine. Au fait, on n'est pas obligé de savoir ce qu'on n'a pas appris.

attribuée à chacun de nous? et en vivant même avec toute la modération que l'*hygyène* nous commande, devons-nous cesser d'être lorsque cette somme d'excitabilité est éteinte, les uns ayant à peine vu le jour; les autres pendant les années de l'enfance et de la naïve confiance; un moins grand nombre dans la jeunesse : *cereus in vitium flecti*, ou au milieu des illusions du bel âge; quelques-uns dans l'âge mûr ou au sein des rêves de l'ambition, de la gloire et de la richesse; et infiniment peu à cet âge qui, faute d'avenir, vit de retours

vos *triomphes!* Quant à moi, je reconnais la puissance de ce soutien; je le reconnais et reconnaissais pour moi et pour ceux qui avaient recours à mon ministère : et mon amour-propre n'en est et n'en était point humilié!

n'avoir, en général, que peu besoin de médecin : car, obéissant aux inspirations de cette bonne mère de tous les êtres, il est rarement malade; et s'il le devenait, cette nature, dont il observa les lois lorsqu'il se portait bien, n'a besoin que de ses propres efforts pour lui faire vaincre la maladie. Mais la nature, outragée par l'homme social, a quelquefois besoin qu'on l'aide pour guérir ce dernier des maux nombreux et inextricables qu'il doit à l'abandon volontaire ou forcé des lois de la mère commune, qui, instinctivement, montre à l'homme simple le chemin qu'il doit suivre. Il faut donc des médecins chez les peuples réunis en société; il en faut surtout dans les grandes villes, véritables gouffres où l'espèce humaine entassée vient s'anéantir. Il est vrai que *Rome*, au temps des *Cincinnatus*, chassa, dit-on, si mon obscure érudition me sert bien, les médecins de ses murs; mais elle les rappela dans son enceinte, lorsque ses habitans furent corrompus, gorgés des dépouilles de l'univers.

impuissans sur le passé : *laudator temporis acti*, et qui, par de bien rares exceptions, poussé à l'extrême, ferait croire que la vie peut être indéfinie ?.... Mais les animaux, abandonnés aux inspirations de la nature, atteignent, sauf les accidens du dehors, au terme le plus reculé de leur être : les animaux, nos esclaves, et l'homme meurent avant le temps. Physiquement parlant, nous ne sommes point tracés sur un autre patron que les brûtes : une somme égale d'*excitabilité*, de *faculté réactive vitale*, nous serait donc à tous également départie; ou, du moins, le *Créateur* le voulut ainsi, lorsqu'il forma nos premiers parens; et si nous succombons avant l'âge, c'est, ou que nous tenons de notre origine intermédiaire, une organisation imparfaite, viciée, qui devait nous arrêter prématurément dans la course assignée à l'homme; ou que, sans tenir cette imperfection de nos parens : à raison de la plus grande complication, de la plus grande perfection du mécanisme chez nous, que dans les autres classes d'animaux, nous sommes nés inachevés en quelque sorte, ou par l'absence, ou par l'erreur de lieu, ou par l'imperfection, ou par le défaut d'énergie d'un organe plus ou moins essentiel à la vie, imperfection que nous pouvons soutenir quelquefois pendant un plus ou moins grand nombre de jours, de mois, d'années surtout; mais qui devra nous faire succomber lors de l'éveil des fonctions pleines de cet organe, et que faible, il sera impuissant contre l'*antagonisme* du reste de l'économie; ou que, de notre faute, ou bien, malgré nos efforts et nos soins, atteinte a été portée à la source d'*excitabilité*, de *réaction vitale*, de *vie* en un mot, qui devait mener celle-ci jusqu'à la limite extrême où elle doit s'évanouir. Nos soins, les soins mêmes des *gouvernemens*, doivent nous porter, porter ceux-ci à ménager, à économiser jusqu'au terme, cette somme d'*excitabilité*, soit qu'elle soit vierge, *in corpore sano*, soit qu'elle péche d'origine, soit qu'elle ait été fatiguée par les erreurs volontaires ou forcées de la vie; et cet *art* que, d'ailleurs, inspire la nature, fait toute la *matière* de *l'hygiène* que nous allons sommairement poursuivre dans ses diverses parties, telles que nous les avons indiquées.

CHAPITRE PREMIER.

INGESTA,

OU CHOSES QUE NOUS INTRODUISONS EN NOUS.

Nous avons à considérer, relativement
aux INGESTA, ou choses que nous introduisons en nous, soit comme *nourriture*, soit
comme *dissolvant* de celle-ci, soit comme
moyens d'en aider la digestion, ces choses
en elles-mêmes, ou, proprement, les *ingesta*; et les conditions selon lesquelles
nous devons en faire usage, ou le RÉGIME.

SECTION PREMIÈRE.

DES INGESTA EN EUX-MÊMES.

Les INGESTA comprennent les *alimens*, la
boisson ou les liquides qui en constituent
la matière, et les *condimens* ou *assaisonnemens*... Nous ferons suivre les légers détails
que détermineront ces objets, de quelques
considérations sur la POLICE MÉDICALE, relative à la surveillance qu'exige la qualité
des substances alimentaires, des boissons
et des condimens ou assaisonnemens.

ARTICLE PREMIER.

Des Alimens.

On nomme *aliment* tout ce qui est susceptible de fournir au travail organique des matériaux qui s'assimilent à nos tissus.

Le RÈGNE MINÉRAL n'offre rien à l'*alimentation*. L'*eau*, qu'on peut considérer comme appartenant à ce *règne*, sans être probablement *aliment*, quoiqu'elle en comprenne deux élémens : l'oxigène et l'hydrogène, sert seulement, sans doute, de *dissolvant*, de dissociant si l'on veut, à ce dernier, comme elle est le véhicule des matériaux de nos humeurs.

Les *alimens* se puisent donc dans les *règnes végétal* et *animal* : les *alimens végétaux* offrant trois élémens : l'oxigène , l'hydrogène et le carbone ; les *alimens animaux* en offrant quatre : l'oxigène, l'hydrogène, le carbone et l'azote. Cependant, quelques alimens pris des végétaux qui se trouvent à l'extrémité de la chaîne de ceux-ci et qui les lie, dit-on, au *règne animal*, offrent l'azote comme un de leurs élémens, et sont alors les plus substantiels , les plus nutritifs des végétaux ou de leurs produits : telles sont les graines des céréales et surtout le *froment*, abondant en gluten, produit très-animalisé; tels sont les *champignons*, c'est-à-dire tout ce qui est mangeable, quoique suspect, dans cet ordre de végétaux cryptogames; et chacun sait, pourvu qu'il ait la bourse garnie, combien est *confortable* une *dinde* aux *truffes* de Périgord.

Les *productions* végétales et animales propres à nous nourrir, sont très-nombreuses : cependant le nombre de leurs matériaux immédiats, propres à la nutrition, est assez borné. Ces MATÉRIAUX sont, en procédant de ceux qui nourrissent moins, à ceux qui nourrissent plus : le *muqueux* ou mucilage, la *gomme* et la *fécule,* tous PRINCIPES IMMÉDIATS, qui sont presque indentiques; le *sucre*, principe encore inazoté, qui s'éloigne peu de la gomme; la *gélatine*, l'*albumine*, le *gluten*, la *fibrine* et l'*osmazome*, dernier *principe* qui est éminemment azoté. Le célèbre et bon M. *Hallé* immédiatisait encore plus l'élément complexe de l'*alimentation*, en le réduisant à L'OXIDE (d'azote sans doute) HYDRO-CARBONNEUX : mais alors, cet *élément complexe* ne pouvait se trouver dans son intégrité que dans l'aliment animal.[1]

Il est des animaux qui ne sont organisés que pour vivre de *végétaux ;* il en est qui ne sont tels que pour dévorer des *substances animales :* l'homme doit à son organisation d'être *omnivore.*

Nous finirons cet article par faire la *remarque* probable, que l'animal carnassier lui-même répugne, en général, à déchirer pour assouvir sa faim, des animaux carnassiers comme lui, ou, du moins, de son espèce. La raison en est que ces chairs sont trop azotées :

Ad rivum eumdem Lupus et Agnus venerant,
Siti compulsi : superior stabat Lupus,
Longèque inferior Agnus : tunc fauce improbâ
Latro incitatus, etc....

A plus forte raison l'homme repousse-t-il comme nourriture les chairs des animaux carnassiers; et le *civet* de *chat* substitué à celui de *lapin* (le chat est éminemment carnivore, le lapin éminemment herbivore),

[1] Cela tendrait à faire conclure que celui qui, par esprit de *religion*, se condamnerait à ne vivre que de végétaux, parmi lesquels les graines de céréales ne seraient point comprises, commettrait, sans le savoir, un suicide.

sera toujours nauséeux et repoussant, surtout, si on voulait bien l'avouer, lorsque
par bravade, on prétendra s'en faire un
régal en connaissance de cause.[1]

ARTICLE DEUXIÈME.

De la Boisson.

L'EAU, strictement parlant, est le *seul*
liquide que l'on puisse considérer comme
matière de la *boisson* : elle est, comme nous
l'avons dit, le dissolvant de nos alimens, et
le véhicule nécessaire des matériaux des
humeurs des êtres organisés. Tout ce que
l'on nomme, en général, boisson, n'est que
l'eau tenant en solution ou en dissolution
divers principes peu actifs (car, dans le cas
opposé, elle deviendrait *condimentaire)* qui
la rendent ordinairement plus sédative :
l'*orgeat* ; rafraîchissante : la *limonade*, avec
quelque fruit acide que ce soit ; légèrement
excitante : le *thé*. Nous rangeons le café et

[1] Voyez, comme complément de cet article, la note
page 94 de l'article *Régime*, cet article lui-même, et au
troisième volume, qui ne paraîtra pas : *Liste des Alimens,
selon qu'ils sont de moins en plus nourrissans.*

le vin parmi les condimens ; mais nous ne serons point assez ridicules pour placer au nombre de ceux-ci la *piquette* et surtout la *bière*, qui même est puissamment alimentaire et donne un triple menton aux Flamands.

L'*Eau*, pourvu que l'homme soit sain, qu'il ne soit point énervé par un vice héréditaire (et encore ici, peut-il y avoir phlegmasie chronique); pourvu qu'il ait conservé *vierge* l'activité de sa *réaction vitale*, est la boisson préférable dont il puisse faire usage, quoique tout le monde ne doive pas être de cet avis; elle est le gage de sa longévité, puisqu'elle ne porte point atteinte à sa force native que, loin de là, elle conserve intacte dans sa propre vigueur; qu'elle entretient la douceur balsamique de ses humeurs, et qu'elle retarde la rigidité de ses tissus. Mais pour qu'elle ait ces qualités, l'eau doit être légère, limpide, inodore, aérée, et, par exemple, dissoudre facilement le savon.

L'eau émulsionnée est, comme nous l'avons dit, plus sédative que l'eau simple : elle calme l'activité surabondante, ou, du du moins, trop expansible de l'*incitabilité*, dans les saisons chaudes et les climats qui offrent le même caractère. L'eau acidulée offre les mêmes caractères, et tous les fruits rouges ont les mêmes avantages : ce sont des boissons toutes faites, toutes préparées par la nature. Il en est une très-favorable et très-salutaire à la campagne, même pour les maladies accompagnées d'une soif ardente : c'est la *bouillie*, parce que, légère, elle est chargée de très-peu d'esprits qui, alors, loin de nuire, ne font que mitiger la qualité trop sédative des boissons que requiert l'ardeur des climats et des saisons.

En général, comme sédatives, les boissons doivent être prises à la température ambiante, et on regardera peut-être comme un paradoxe, qu'il faille plutôt boire chaud en été qu'en hiver. La raison en est qu'en été et dans les climats chauds, l'action est excentrique, et que, brusquer l'arrêt de cette expansion par les boissons froides, c'est s'exposer à en faire rétrograder l'effort vers un viscère essentiel, et alors à y déterminer une phlegmasie. Toutefois, si l'économie est calme, les boissons froides sont sans danger : elles tonifient, elles fortifient, loin de là, l'organe, l'estomac, qui les reçoit, et la vigueur accrue du viscère est au profit de la vigueur générale. Mais aussi tout le monde sait que boire froid lorsque l'on est en sueur, par le fait de travaux corporels ou de marches péni- bles, c'est s'exposer à se donner la mort, en contractant immédiatement des mala- dies inflammatoires graves, surtout du pou- mon ; et les *glaces* que l'on distribue aux dames, dans les réunions dansantes, ne sont point sans danger, sous ce rapport, à moins que, selon leur goût d'ailleurs, celles- ci n'offrent immédiatement, mais avec *me- sure*, de nouveaux hommages à la déesse qui les rassemble, pour éparpiller l'action que la glace traîtresse eût pu déterminer en un point.

Il ne faut pas trop délayer en mangeant: on noie ainsi l'activité des forces gastri- ques, et on ne digère que mécaniquement et par précipitation.

Le sobre Hollandais leste d'abord sans interruption son estomac de toute la por- tion solide de l'aliment qu'il a envie d'y introduire ; après, il l'humecte à loisir, et tout en fumant sa pipe (ce qui n'est pas le mieux : mais il crache peu), des libations de sa cruche de bière.

L'Anglais, son voisin et le nôtre, arrose individuellement ses solides morceaux de beef-steak et de rost-beef : mais ce n'est point avec de l'eau claire, ni même de l'*abondance.*

Ce dernier mélange, semi-tonique, est le délayant des Français ; mais ils couronnent leurs repas par trois ou quatre demi-rasades de vin pur, prises à distance, et dont les intervalles sont remplis par les bons mots, quelques colifichets sucrés, ou les dons frais et choisis de la savoureuse Pomone.

ARTICLE TROISIÈME.

Des Condimens ou Assaisonnemens.

Le CONDIMENT qui, analytiquement parlant, n'est jamais nutritif, est un *adjuvant* qu'instinctivement les animaux et nous, et nous seuls *librement,* à tort ou à travers, avec ou sans raison, donnons à notre *exci-tabilité,* à notre *faculté vitale réactive,* pour stimuler nos *voies digestives,* aider, hâter la digestion des alimens, animer toutes nos fonctions, et, selon nous, doubler notre existence physique et intellectuelle. [1]

Il est des alimens, sans doute peu digestibles, que la *nature* a doués de leurs *propres condimens :* ou plutôt, cette *nature* qui sait ce qu'elle fait, a presque rendu tous les alimens sapides (excepté les alimens muqueux, gommeux, amylacés, gélatineux : alimens, nourriture de l'enfance, parce qu'ils répondent à la *virginité* en quelque sorte de son *excitabilité gastrique,* et que repoussent les autres âges, parce que chez eux, cette excitabilité est moindre, décroît, ou a été forcée et abâtardie ; mais cepen-

[1] Dans la rigueur de la DOCTRINE MÉDICALE, et dans la réalité, toute *excitation*, et, par conséquent, tous les *moyens excitans* employés au-delà du but, laissent, après que leur activité s'est exercée, les organes vers lesquels s'est dirigée leur influence, dans une *atonie* plus grande que n'était celle qui existait d'abord ; et, au bout de quelque temps, de quelques années, la somme d'*excitabilité* se trouve affaiblie chez celui qui l'a fatiguée par des *excitations* toujours renaissantes. Mais la MÉDECINE, aux risques et périls toutefois des *impétrans*, ne doit point user d'un rigorisme ridicule. Il est des hommes qui, pour leur *gloire,* pour la gloire et les délices de leur *pays,* ont besoin de vivre davantage en quelque sorte, pendant quelques années, dussent-ils vivre moins dans les années qui suivront, lorsque le but de leur noble ambition sera rempli ; et il faut pour cela qu'ils excitent

dant, *réserves physiologiques* contre les gas-
trites contingentes de tous les âges); ou
plutôt donc, cette *nature* qui sait ce qu'elle
fait, a presque rendu tous les alimens sapides; et elle leur a donné cette sapidité
pour nous engager, par le plaisir, à manger
et à nous nourrir. Ce *stimulus* léger, renou-
velé tous les jours, en apparence nécessaire, et dont l'effet se fait sentir à chacun
de nos repas avec le même agrément, ré-
veille, sans la fatiguer, et en la conservant,
en la fortifiant, que sais-je? (il faut un plus
malin que moi pour l'assurer) notre *réaction*

leurs facultés, avec une certaine modération toutefois,
par tous les moyens qui en ont le pouvoir. Qu'un PHI-
LOSOPHE MÉDITATIF se condamne à ne boire que de l'eau;
ses conceptions n'en seront pas moins profondes, quitte,
s'il veut nous les transmettre, à le faire sous un coloris
peu agréable; mais il est bon qu'un *stimulant*, un peu
hors de la règle (et je laisse ici qui que ce soit avec sa
conscience et son *curé*), échauffe l'imagination et le génie
du POËTE; et l'on sent qu'*Horace* trouva plus d'une fois
ses inspirations au fond de la coupe que débordait le vieux
Massique ou le pétillant *Falerne*. Plus d'un poëte de nos
jours, *Delille*, M. *Berchoux*, a puisé de beaux vers à
l'HYPOCRÈNE de *Voltaire*, et leurs vers reconnaissans ont
célébré la source à laquelle ils avaient dérobé quelques-
unes de leurs grâces... Voyez d'ailleurs mon texte, pour
ce qu'il peut offrir de correctif à cette *échappée*.

vitale. Mais observez bien qu'il n'est ici question que du *condiment* joint naturellement à l'*aliment :* du *parfum* de la pêche et de la virgouleuse, de l'*arôme* de l'ananas et de la fraise, du *piquant* du raifort et du cresson de fontaine, du *sucre* et de l'*extratif* de la carotte et de la betterave, de l'*osmazôme rissolé* de l'aloyau, de la *pointe faisandée* du coq de bruyère et du *fumet* du lièvre. La chair insipide du lapin domestique a besoin d'être relevée ; et on sait que c'est la sauce qui fait manger le poisson : mais il faut se garder d'y mettre trop de poivre et de muscade.

Quoi qu'il en soit, la plupart des condimens, et je viens d'en désigner deux, dont nous avons jugé à propos de faire usage et d'assaisonner nos mets, sont hors de l'aliment : *naturels,* c'est-à-dire fournis naturellement par la nature ; *factices,* ou résultats de notre travail, de nos combinaisons ou de nos modifications.

Le RÈGNE MINÉRAL ne fournit que le muriate de soude (sel de cuisine).

Le RÈGNE VÉGÉTAL nous offre de puissans condimens exotiques : le *sucre,* qui est aussi une nourriture ; la *muscade* et son *macis,* la *canelle*, le *giroffle*, le *poivre*, le *gingembre*, et beaucoup de condimens indigènes : des semences d'*ombellifères* : le cumin. Le coriandre, l'anis, moins agréable peut-être que la badiane, condiment exotique ; le fenouil, le céleri, la carotte même, sont des condimens qui appartiennent à cette famille ; le thym, la sauge, la sarriette, l'estragon, qui sont de la famille des *labiées* ; la capucine ; les semences de moutarde, le cresson, les raves, les radis, le raifort, qui appartiennent à la famille des *crucifères* ; lés *alliacées* ; le laurier.

Au règne végétal appartiennent encore des *acides* qui, toutefois, à mon sens, sont moins condimens que *modérateurs* de ces derniers, ce qui m'a même déterminé à les placer dans l'article précédent.

Le RÈGNE ANIMAL nous donne ses *anchois* et ses *sardines* qui, ainsi que les *câpres* et les *cornichons* du *règne végétal*, usurpent, à la vérité, leur qualité condimentaire de l'assaisonnement auquel on les soumet.

Nous avons parlé, à l'article ALIMENT, des *champignons*, et spécialement de la *truffe* : êtres hétéroclites, *nec plus ultrà* des sauces britanniques, dont le gastronome allèche sa sensualité, et qui appartiennent, dit-on, très-nourrissans d'ailleurs, mais aussi, souvent suspects, autant au *règne animal* qu'au *règne végétal*, formant un des *chaînons communicateurs*, je le leur souhaite, des partisans de la série non interrompue des êtres.

Du reste, le plus GAI des condimens est le VIN · et son *esprit*, qu'on devrait lui laisser, du moins quant à son usage *hygiénique*, ou plutôt anti-hygiénique, et culinaire ou d'office. Les liqueurs et les ratafias dont cet esprit est la base, doivent eux-

---

' « Le VIN est la liqueur qui est le produit de la *fer-* » *mentation alcoolique.* Cette fermentation exige le *mu-* » *coso-sucré* sur lequel elle s'exerce, une *grande masse* de » matière fermentante, une certaine *consistance* dans cette » masse, l'*accès* de *l'air*, pour que les gaz produits puis- » sent s'échapper, *douze dégrés* de chaleur au thermomètre » de *Réaumur.* Ces conditions existant, on aura pour pro- » duits : le VIN que l'on obtient aux ANTILLES du suc de la » *canne à sucre*, non pour en faire usage à l'état de vin, » mais pour en extraire l'alcool ; le *rhum*, que l'on obtient » dans le NORD de l'AFRIQUE de la *sève* du *palmier* ; chez » les TARTARES, du *lait* de *jument* ; en POLOGNE, du *miel* » délayé ; dans le NORD de l'EUROPE, de la fermentation » des *graines céréales* ; dans le NORD-OUEST de l'ESPAGNE, » dans le MIDI de l'ANGLETERRE, et surtout dans les DÉ- » PARTEMENS OCCIDENTAUX de la FRANCE, du suc de *pommes*

mêmes être d'un usage parcimonieux ; et on devrait, tout au plus , leur appliquer cet adage qui concerne le fromage :

Caseus ille bonus quem dat avara manus.

Les *vins* du Midi de l'*Europe* sont brûlans; ceux du *centre* de cette contrée sont toniques, et ceux qui approchent du pays de la *bière* tiennent quelque chose de cette boréale température. Ce n'est point céder, je crois, à une prédilection nationale que d'énoncer comme préférables pour les usages ordinaires, les vins de la *France cen-*

» et de *poires* ; dans la LORRAINE , l'ALSACE et surtout la
» SOUABE, du suc des cerises noires, etc.; dans toute l'EU-
» ROPE MÉRIDIONALE , etc., du suc exprimé des *raisins*.
» l'ALCOOL, produit homogène , est toujours, en résultat,
» le PRINCIPE dominant, caractéristique, de ces diverses
» espèces de *vins,* variant seulement en quantité dans
» chacune d'elles ; ces vins variant d'ailleurs entre eux,
» en raison de la diversité des autres principes qui sont
» alliés dans chacun d'eux avec l'*alcool ;* les *vins* auxquels
» on conserve spécialement ce nom, différant également
» entre eux, et relativement aux proportions de l'alcool,
» et relativement à la quantité et à la proportion des autres
» *principes* qui y sont unis, selon le mode de fabrication,
» selon le sol, et surtout selon le climat. Ces diverses
» proportions et circonstances, rendant généreux les vins
» du *midi* de l'*Europe,* à raison de leur richesse en alcool,

trale et surtout ceux de *Champagne*, de *Bourgogne* et de *Bordeaux*.

Le *thé*, dont nous avons déjà fait mention à l'article boisson, stimule un peu la nonchalante Hollandaise; mais l'immense véhicule dans lequel on le noye, fait, dit-on, éclore des fleurs qu'on doit se hâter de ne point laisser épanouïr.

Je dois cependant dire ici moins poëtiquement, que le sévère observateur M. Lagneau attribue surtout la production des

» et leur donnant une qualité liquoreuse et nourrissante,
» en raison du *mucoso-sucré* excédant qui n'a point subi
» la fermentation alcoolique; rendant généreux et toni-
» ques les vins de la *France méridionale*, en raison de
» leur richesse en alcool et de l'extrait qu'ils contiennent;
» rendant rafraîchissans, en quelque sorte, les vins du
» *Necker*, de la *Moselle* et du *Rhin*; en raison du tartre
» surabondant qui y est dessous et de leur moins grande
» richesse en alcool. » (Ma *Dissertation inaugurale*.)

Du reste, l'*alcool*, produit de la *fermentation vineuse*, quoique fluide identique, prend les noms d'*esprit de vin*, de *kirchen-wasser*, de *rhum*, de *rach*, de *genièvre*, ou *schnik* et de *schnapp*, selon qu'on l'obtient de la fermentation du raisin, des cerises, de la mélasse, du riz, des céréales européennes et des pommes de terre.... On sait enfin que l'*hydromel*, dont on retire aussi un esprit très-agréable, est le vin du miel, comme le *cidre* est celui des pommes, et la *bière* celui de l'orge.

flueurs blanches à l'usage habituel du café au lait.

Le *café*, chanté par Delille et M. Berchoux, et qui était le poison lent de Voltaire, comme le *tannant* gastrique de Fourcroy, est l'hypocrène inspirateur du poëte. Mais à titre de céphalique, il doit être, dit-on, redouté de quiconque est menacé de *raptus* sanguin au cerveau.

Le *chocolat* enfin est, d'après sa fabrication la plus ordinaire, en même temps condiment, ou plutôt condimenté, et excellent analeptique. Il a la réputation d'être le grand réparateur de forces qu'il est sage de ne pas prodiguer.

Au demeurant : il n'est sauce que d'appétit. On ne doit cesser de le répéter: le meilleur *condiment* est en nous: c'est cette *incitabilité native*, cette *faculté réactive*, cette *réactivité*, cette *réaction vitale* toujours là en *puissance* de faire son office, que je cherche à poursuivre dans cette *Esquisse médicale;* c'est cette *incitabilité* qui, n'ayant jamais été forcée, tourmentée, soit par notre faute, soit par des événemens physiques ou moraux contre lesquels notre volonté ne pouvait rien, suffirait peut-être toute la vie, *in corpore sano*, à la *réaction* contre l'aliment le plus insipide; c'est cette *incitabilité* que, pour prolonger notre carrière avec hilarité et souplesse jusqu'au terme le plus reculé où nous puissions atteindre, il s'agit de ménager par la mesure et le choix de ce qui sert à l'alimentation; et par l'emploi modéré, parcimonieux, réglé, des moyens étrangers: les *condimens* qui doivent ajouter, sans la forcer, à l'activité propre des forces digestives.[1]

ARTICLE QUATRIÈME.

Police médicale relative à la surveillance qu'exige la qualité des substances alimentaires, des boissons et des condimens.

Mais à quoi servirait à l'homme isolé, faible, sans défense, sans moyens efficaces de répression par lui-même, qui a toute la résolution possible de conserver pure son *incitabilité native*, la souplesse séculaire de ses organes et la douceur balsamique et

[1] Voyez tome troisième, l'appendice ayant pour titre: *Liste des Condimens.*

vierge de ses fluides ; à quoi lui servirait de vouloir alors, pour son bien-être, et pour celui des animaux qu'il prend sous sa protection et à son service, s'astreindre, pour lui comme pour eux, aux règles saines et salutaires de l'hygiène, non seulement quant aux objets de l'alimentation, mais encore à tout ce qui peut contribuer à la salubrité comme à la santé publiques, si les *Gouvernemens* et l'*Administration*, comme cela est dans leur devoir, ne veillaient continuellement, impitoyablement, à ce que ces objets et ces circonstances fussent toujours, à tous les momens, dans les meilleures conditions possibles, pour que, par leur usage et leur influence, la *santé* privée et publique soit paternellement conservée ; que dis-je ? si cette surveillance salutaire n'allait pas jusqu'à forcer l'avidité, la parcimonie, la lésinerie, l'incurie privées, à rejeter de son propre usage, de sa propre consommation, les objets de mauvaise qualité, détériorés, délétères, alors qu'elle s'obstinerait à vouloir les consommer par une économie mal-entendue et funeste ? C'est ainsi qu'autrefois le paysan, moins avisé qu'il ne l'est dans ce *siècle lumineux*, s'incorporait, ou faisait incorporer aux siens, les restes d'un remède dont il n'avait plus besoin pour lui, et cela, disait-il, pour ne rien perdre.

Les Gouvernemens et les Administrations veilleront donc : et le ton de commandement que j'affecte ici, appartient non point à moi, chétif carabin hippocratulant, mais à la *dignité* de la médecine, du *code* des lois du Dieu d'Épidaure, au nom desquels, quoiqu'indigne, j'ai l'honneur de parler ; les *gouvernemens* et les *administrations* veilleront donc, quant aux objets de l'*alimentation* et de ses accessoires, par commissaires sévères, incorruptibles, à ce que :

Les céréales, pour l'*homme* ; les *fourrages*, pour les *bestiaux* ; soient récoltés, rentrés en temps utile ; à ce que les premières : blé, seigle, orge, avoine, etc., dans leurs dépôts, magasins, greniers, soient bien aménagées, aérées, retournées, séchées ; à ce que le *blé* surtout, ce premier *pabulum vitæ*, ce premier soutien de la vie des peuples européens, quoique l'économiste Linguet le dise un poison ; ce premier soutien du peuple qui travaille et sur lequel s'appuient les prééminences sociales ; à ce que le blé,

disons-nous, soit minutieusement débarrassé de toutes graines étrangères et malfaisantes, telles que celles de Nielle, de
l'ivraie, etc., et de toutes ses cosses, de
toutes ses pelures vides de substance, gon-
flées et trompeuses, qui ne contiennent que
les larves du charençon ; à ce que le funeste
ergot ne souille point le seigle, nourriture
de l'homme de peine, du pauvre insouciant, et que ne dédaigne pas toujours le
riche constipé ;

A ce que les *farines*, chez ceux qui les
préparent ou en font le commerce, ne
soient point converties en mites dévora-
trices ; ne soient point détériorées, décom-
posées, passées, mélangées de celles de féves,
de haricots et autres fécules échauffantes,
flatulentes et de moindre valeur. Nos temps
de perfectionnement, débarrassés des pré-
jugés religieux de nos grands-pères, ont la
réputation de ces mélanges : on veut bien
que cela ne soit pas vrai ;

A ce que les *meuniers* (nous parlons des
anciens et modestes meuniers à vent et à
l'eau courante) : les *gros meuniers* à vapeur,
qui ne sont pas censés s'amuser à la baga-
telle, sont compris dans la catégorie précé-

dente ; à ce que les meuniers qui, d'ailleurs, ne doivent point être de trop *grands pêcheurs*, ne rendent point en farine de la *drogue* pour le bon grain qu'on leur a confié ;

A ce que les *boulangers* ne mêlent point à leurs farines des substances étrangères, inertes, peu saines, pour donner, selon eux, un plus bel œil et plus de blancheur et d'éclat à leur pain ; [1]

A ce que les *légumes* et les *fruits* apportés et exposés sur les marchés, soient reconnus sains et dans la maturité requise, excepté les groseilles à maquereaux, qui ne seront vendues que pour cet usage ;

A ce que les *laitières* ne vendent pas de lait baptisé, éhouppé ; de la solution de farine pour du lait ; de la pulpe de pommes de terre et du fromage pour du beurre, du beurre coloré à la gaude, à la fleur de

[1] Lorsque j'écrivais ceci, je n'avais que de vagues pressentimens. Depuis, des mesures ont été prises dans le ROYAUME des *Pays-Bas* et même en FRANCE, pour punir les boulangers qui introduisent des sulfates d'alumine, de zinc, et surtout de cuivre dans leur *pâte*, dans l'intention de la faire lever. On est très-persuadé que, dans cette ignorance cupide, les boulangers sont innocens dans l'intention ; mais ils n'en empoisonnent pas moins le public.

carthâme, à la pulpe de carotte, pour du du beurre herbé: tous mélanges qui, du moins, sont des escroqueries, et qui, ensuite, trompent sur l'effet hygiénique de la chose achetée; à ce que les ustensiles dont se servent ces laitières ne soient point susceptibles de produire des oxides de cuivre et de plomb;

A ce que les *bouchers, charcutiers, giboyeurs, marchands de poisson*, n'abattent et n'exposent point de bêtes et de viandes charbonnées, malades, pommelières, lâdres; d'animaux crevés et morts-nés, décomposés, fétides;

A ce qu'on abatte immédiatement, et qu'on enfouisse profondément, après leur avoir tailladé le cuir en tous sens, les *bêtes* propres à la *boucherie*, malades reconnues incurables d'une *épizootie* régnante, dans la crainte que la cupidité ne les introduise dans le commerce; et cela, quoi qu'en dise, je crois, le sévère M. Fodéré, auquel je baise, toutefois, très-respectueusement les mains. Je dis je crois; car, en tout ceci, je ne travaille que de réminiscence;

A ce que les *hôteliers, aubergistes, traiteurs, restaurateurs, gargotiers*, tiennent très-proprement tous leurs ustensiles, surtout leurs ustensiles et vases de cuivre ; à ce qu'ils s'abstiennent, autant que possible, de ces derniers, qui, d'ailleurs, doivent être soigneusement étamés ; à ce qu'ils n'y laissent point séjourner de substances grasses et acides, non plus que dans les poteries recouvertes d'un enduit de plomb vitrifié, ou plombées, comme on dit vulgairement ; et, faisant ici une anticipation sur les *applicata*, à ce que les *aubergistes* fassent le *serment* de ne point faire coucher l'un après l'autre deux voyageurs dans les mêmes draps ;

A ce que, également, les soins de la plus stricte propreté, sous le rapport de la production des oxides délétères, soient observés chez les *épiciers, saniers, confiseurs, fabricans d'extrait de réglisse*, etc. ; en un mot, chez tous ceux qui débitent ce qui tient à l'art culinaire et à la bouche ; et nommons encore ici les *charcutiers*, auxquels nous joindrons les *pâtissiers ;*

A ce qu'il soit interdit, comme d'ailleurs le fait la *loi* aux *épiciers* déjà nommés, qui, à chaque instant, peuvent manier des substances *comestibles*, de vendre des poisons : litharge, minium, blanc de plomb, vert-de-gris, arsénic, sublimé-corrosif, etc. ; à ce que leur fromage ne soit point passé, étouffé, fétide ; leurs huiles, leurs beurres et leurs graisses ne soient point passés à la rancidité ; à ce que leurs épiceries ne soient pas falsifiées, détériorées, et aient, en un mot, conservé leurs qualités natives ; à ce que leur *moka* ne contienne point de chicorée, qu'il ne soit point mariné ; à ce que, trompés eux-mêmes, s'ils ne s'approvisionnent pas de première main, par les *colporteurs*, ils ne nous vendent point de *chocolat* à la *graisse* de *mouton*, nous exposant ainsi à faire gras en carême, au lieu de *chocolat* au beurre de cacao ; du *chocolat venteux* à la *farine* de *fèves* de marais, ou du *chocolat laxatif* au pain d'*épices*.

(Nos honorables confrères, messieurs les *apothicaires*, nous permettront aussi de leur dire ici, entre parenthèses, que comme eux, toutes leurs *pratiques*, ou qui composent leur *clientelle*, ne sont point des MITHRI- DATES ; et, qu'après avoir servi à l'un de la poudre de *strichnos*, de couleuvrée, de *lilla-vesicatoria*, de tartrate antimonié de potasse, de muriate sur-oxigéné de mercure, qui a encore changé de nom par le progrès des choses, ils doivent avoir soin que la *personne* dont les lois de la civilité, ou le *guignon*, ont voulu qu'elle fût servie la dernière, n'emporte avec sa *pâte* de *guimauve* ou de *jujubes*, sa *pâte* au lichen, ou ses *bombons physiologiques* à la *gomme*, quelques parcelles des *drogues* que nous venons de nommer, et que ne caractérise point une faculté sédative très-thérapeutique).

(La *brillante jeunesse* qui ne doute de rien, qui ne veut pas qu'on la remontre, parce qu'elle sait tout et brave tout : *monitoribus asper*, nous permettra toutefois [nous avons ici en vue les jeunes nourrissons d'Hippocrate] nous permettra aussi, quoique sans mission pour cela, de lui faire la remarque en vue de son bien et de la conservation des enfans de leurs *mamans*, qu'ils se doivent quelques précautions salubres au sortir des savans *amphithéâtres* au sein desquels ils étudient les lois de la vie dans les débris de la mort ; et que, laissant là toute bravade inutile, les préceptes de l'*hygiène* qu'ils étudieront sans doute plus tard, et qu'on n'observe peut-être point assez dans ces officines des prodrômes de la science, du moins dans les succursales payantes et payées *saluberrimæ facultatis ;* que ces préceptes leur prescrivent de puissantes ablations, avant de se livrer à l'acte de la réparation saine, semi-végétale, semi-tonique qu'exigent leurs travaux, à l'influence peu sthénique desquels résistent, d'ailleurs, l'*excentricité* et la surabondance des forces de leur âge, et que, sans l'habitude acquise, ne supporterait point impunément, ou une constitution affaiblie, ou l'âge du déclin, puisqu'ici, les forces impuissantes pour l'*irradiation* retournent à leur foyer, qu'elles abandonneront bientôt, pour s'évavouir.)

Après cette excursion en FAMILLE, nous revenons à nos *commissaires* de salubrité publique et privée, que nous avons un peu trop perdus de vue.

Ils veilleront à ce que les *eaux* servant à abreuver les populations et les particuliers réunissent les qualités que nous leur avons assignées. Pour cela, elles doivent être courantes ; aucun établissement dont les produits ou résidus puissent les salir : buanderie, amidonnerie, teinturerie, bauyauderie, tannerie, mégisserie, etc., ne doit être souffert au-dessus de leur pente d'usage pour l'économie domestique.

Dans les *villes*, les pourvoyeurs ou porteurs d'eau iront s'en approvisionner ou la puiser au point où la rivière entre dans ces villes, pures encore de toutes les immondices que vont y verser les égoûts. Si l'*eau* est conduite aux consommateurs par des tuyaux, ceux-ci seront de terre ou de fonte : les tuyaux de plomb, quoiqu'en somme, le danger suivant soit minime, mais enfin, il existe, par l'accumulation des dangers partiels : les tuyaux de plomb plus commodes, plus maniables, plus ductiles, étant susceptibles de produire des oxides et des sels dangereux, surtout si l'eau est imprégnée d'acide carbonique. Les *eaux* marécageuses, stagnantes, s'il n'en est point d'autres, seront filtrées, acidulées, après que, préliminairement, on les aura fait bouillir. Les *eaux* des puits sont séléniteuses, lourdes : on doit tâcher de s'en abstenir comme boisson et pour l'usage culinaire; on veillera du moins, sous d'autres rapports de la salubrité de ces eaux, à ce que les puits soient creusés loin des latrines, des égoûts, et qu'ils soient préservés de toute infiltration qui pourrait les corrompre.

Les *commissaires* veilleront à ce que les

brasseurs ne substituent point le *buis* et autres drogues malfaisantes, au *houblon*, qui
est plus cher, pour la fabrication de leur
bière ; à ce qu'ils n'y introduisent point de
poisons enivrans ; à ce qu'ils ne la *chaûlent*
pas ; à ce qu'ils ne vendent point de la *lie*,
du dépôt de leurs tonneaux, pour de la
levure, ce qui est un délit grave et impar-
donnable, puisque, outre la supercherie,
toujours punissable, il est cause d'une in-
finité d'*indigestions*, ou, ce qui n'est pas
moins funeste pour la santé, en détériorant
radicalement les forces natives de l'estomac, de digestions pénibles, à raison du
pain lourd, compacte, terreux, mal levé
en un mot, qu'il fait manger aux gens de
bonne-foi qui ont voulu, ingénuement,
acheter chez leur brasseur de loyale marchandise.

Pour borner le cours de ces *remarques
administrativo-culinaires* ou *vitales*, que l'on
pourrait d'ailleurs multiplier et étendre
bien davantage, je dois surtout peser ici,
parce que c'est ici surtout que la santé des
hommes est compromise d'une manière
très-grave ; je dois peser ici sur la fabrication
et le tripotage du *vin* et de ses produits....

On doit donc suivre cette *liqueur*, ou ce qui en a l'apparence : *bonum vinum lætificat cor hominis;* mais la *drogue* n'a point cette prérogative ; on doit donc suivre cette liqueur dans sa fabrication : je ne parle point ici des loyaux vignerons ; mais chez les *vignerons marrons*, les fabricans en sous-ordre, qui font du vin, quelquefois sans raisin. (Il faut laisser cette *supercherie*, du moins quand le produit ne serait pas nuisible, à nos brumeux voisins, qui se consolent ainsi tristement, hors les gros *meners*, de l'absence de la réalité.) On doit après, suivre le véritable vin dans son transport, le surveiller dans ses grands dépôts, dans son débit, pour en empêcher les mélanges, en constater les détériorations spontanées, et surtout les *falsifications* avec la *litharge :* et, dans ce dernier cas, faire comme *Eole* frappant de son sceptre la roche de la caverne qui retient les vents dévastateurs :

Quâ datâ portâ ruunt,

faire crever les tonneaux dans la rue, et couler le vin *frelaté* dans le ruisseau : car c'est ici principalement, qu'indépendamment des ravages que produit son usage, même modéré, cette liqueur est mortifère pour l'insouciante multitude qui en abuse, et qui seule, d'ailleurs, le plus souvent, en fait usage : l'*autorité* alors devant surtout veiller pour elle, afin de parer aux effets désastreux de sa profonde incurie. C'est encore sous le rapport du plomb, ou plutôt de ses oxides et de ses sels qui peuvent s'introduire et se dissoudre dans le vin, et produire, comme on sait, ces coliques desséchantes, resserrantes, obstruantes ; ces paralysies, ces tremblemens incurables, ces atrophies dues à l'action *sédativo-vénéneuse* des aspirations, des ingurgitations saturnines ; c'est donc sous le rapport de ces inconvéniens et de ces dangers, que les vases et les bacs de plomb et les comptoirs recouverts du même métal seront interdits aux débitans du liquide dont nous parlons.

Enfin, l'*alcool*, l'*eau-de-vie* même, dont on ne devrait faire usage, si on doit en user, qu'étendus dans beaucoup d'eau, surtout hors des repas, en *punch* chaud, ou en *grog* sucré, comme le font les Anglais qui, par parenthèse, s'en donnent de trop copieuses *lampées* (mais, plus *sages* que nous du moins, par le mélange aqueux qu'ils font de cet esprit corrodant que le commerce nous envoie pur, non pas pour que, *nigauds* que nous sommes, nous le buvions ainsi, mais pour ménager notre bourse, en dédoublant les frais de transport, et pour que nous en fassions un espèce de *vin*, en y mêlant beaucoup d'eau); l'*eau-de-vie* donc, à raison même de sa nocuïté intrinsèque, doit être surveillée d'une manière plus spéciale, pour que la cupidité assassine ne la rende pas plus fortement mortifère, en y ajoutant du poivre, du gingembre, et je ne sais quel *vitriol,* qui ne feraient de cette liqueur traîtresse (*Diu q'chèt rec! cômènt peut-on boir cha! baillem nencor hèn verre,*) qu'un poison plus propre encore à hâter le *blâsement,* le *brûlement* de l'estomac qu'elle ne produit déjà que trop vîte par elle-même, malgré la *résistance* de la *vie.* [1]

[1] Il ne faut point, toutefois, user d'un RIGORISME outré. Quoique, si l'*habitude* n'en est point prise, il vaudrait mieux, peut-être, s'abstenir d'eau-de-vie pure, ou même mélangée; cependant, cette liqueur est moins funeste, et fait plus long-temps attendre ses ravages, si on en mésuse, dans les contrées humides que dans les pays secs : mais il faut se contenter d'un petit verre le matin, ou, tout au plus, d'une DEMI-POTÉE sur le *comptoir,* et

SECTION SECONDE.

DU RÉGIME,

SELON LES DIFFÉRENTES CIRCONSTANCES DE LA VIE.

Toutes ces précautions prises, et tranquilles dans notre *ingénuité*, sous la surveillance paternelle de nos Gouvernemens et de nos Magistrats, voyons sommairement, assurés de n'user, sous cette *égide* conservatrice, que d'alimens et de condimens sains, quel *régime* nous devons suivre selon les âges, les sexes, les tempéramens, les professions, les climats, les saisons, et en même temps peut-être, par anticipation, dans les maladies.

Une *remarque* préliminaire est, que les élémens de l'ALIMENTATION étant très-peu nombreux, l'homme de peine, le *rentier* à

aller pour le reste de la matinée à sa besogne. J'ai eu un malade qui me contait comme une chose fort simple, en avoir humé une pinte, tout d'un trait, pour couper sa fièvre. Il est inutile de demander s'il est encore de ce monde. Les GASTRONOMES *corpulens* peuvent, après leur copieux dîner, prendre deux ou trois petits verres de *s....chien* tout pur. Ceux qui sont *secs* doivent s'observer davantage. On sait que, quand on a *abusé*, on ne doit revenir que graduellement à la *sobriété*.

habit râpé, le *juge* et le *médecin* à la réfor-
me, qui, comme on dit, ont leurs *morceaux
coupés;* le *pauvre* même, le *desservant* à portion congrue, les anciens *Bénédictins*, les
vieilles *religieuses*, l'*auteur*, dans son gale-
tas, etc., ne doivent point se faire illusion,
et porter un œil d'envie ou de regret sur
l'immense variété des mets du *riche:* tout
cela, au fond, n'est que de la *gomme*, de
la *gélatine*, de l'*albumine*, du *gluten*, de la
fibrine, de l'*osmazôme*, et deux ou trois autres matériaux immédiats moins essentiels;
ou même, si l'on dit vrai, de l'OXIDE HYDRO-
CARBONNEUX tout seul[1]. Or, un morceau de bon
pain, une tranche de laridon ou de bœuf,

[1] Qu'il parvienne à une *réalité* ou qu'il se contente
d'une vaine *abstraction*, l'homme, pour donner quelque
consistance apparente, quelque régularité aux *systèmes*
qu'il établit, aime à généraliser ses idées, et, par conséquent, à faire découler ses conceptions d'un PRINCIPE
qui semble s'appliquer à tout ce qui doit suivre:

Ici, par exemple, les SUBSTANCES qui doivent servir
à nous nourrir, semblent former un *dédale:* la CHIMIE,
toutefois, les a réduites à quelques MATÉRIAUX IMMÉDIATS
énoncés dans mon texte; ces matériaux eux-mêmes ont
été décomposés et amenés à *trois* élémens: l'*oxigène*,
l'*hydrogène* et le *carbone* pour ceux qui appartiennent
aux VÉGÉTAUX; à quatre élémens: l'*oxigène*, l'*hydrogène*,
le *carbone* et l'*azote*, pour ceux qui appartiennent aux

ou plus ordinairement de vache, si l'on peut, contiennent tout cela; et cela seul, avec un *bon* ou *valable appétit* et un peu de *sel* pour *assaisonnement*, suffit à notre *réparation*, et, avec un verre d'*eau*, pour nous faire vivre aussi long-temps, et surtout aussi sainement que *Matheusalem*. On sait bien que *changement de mets renouvelle l'appétit*, et que *trois services* et une *cave bien fournie* sont plus *attrayans* que le *dîner* du FORGERON : mais aussi toute cette surabondance, tout ce luxe gastronomique, avec le repos apathique de nos *Sybarites*, de nos *Lucullus*, d'ancienne et de fraîche dates, amène après soi le cortège des indigestions,

ANIMAUX. Mais tout n'est point *oxigène, hydrogène, carbone* et *azote* dans les substances qui doivent nous nourrir. Il s'y trouve des *principes* qui ne sont point *alibiles*, quoique quelques-uns puissent entrer comme nécessaires, ou accidentellement, dans notre organisation, mais y entrant alors selon leur propre nature : des *terres*, des *alcalis*, des *métaux*, du *ligneux*; et plus ces *principes*, étrangers à la *véritable alimentation*, sont nombreux dans la substance, moins celle-ci est alimentaire; et voilà précisément pourquoi les MINÉRAUX qui sont tout cela, hors le *ligneux* qui, dans le végétal, est la substance la plus récalcitrante à l'*alimentation*, ne peuvent rien fournir à notre nourriture. Nous ne vivons donc que d'*oxigène*, d'*hydrogène*, de *carbone* et d'*azote*; et plus il y a de *tout*

des vapeurs, de la goutte, de la gravelle, de tous les maux, et ne nous procure ses traîtresses jouissances qu'aux dépens de la somme de nos jours.

Quoi qu'il en soit ;

ARTICLE PREMIER.

Régime selon les âges.

Régime chez les enfans.

Les *forces* digestives de l'estomac sont vierges chez les ENFANS : on doit respecter ces forces, dans leur innocence en quelque sorte, et les laisser, alors, seules réagir, c'est-à-dire, sans adjuvans, sans condimens, sur les ALIMENS légers et doux qui convien-

cela dans ce que nous confions à notre estomac, plus la chose est nourrissante et *confortable*. Mais nous ne mangeons point ces ÉLÉMENS en nature : ce serait là un repas à la *Sancho Pança*; ce serait vivre de fumée, ou plutôt mourir. Ces élémens se réunissent donc, se combinent pour former quelque chose de VÉRITABLEMENT MANGEABLE. C'est ce quelque chose que je me permets d'appeler MIXTE NUTRITIF, dans ma *Dissertation inaugurale*; c'est, ou plutôt ce sont, en passant de l'infiniment petit aux GÉANS du GÉNIE, les *molécules organiques* de *Buffon*, et l'*oxide hydro-carbonneux* de M. *Hallé*.

Or, voici, à vol d'oiseau, quelle est la progression croissante de l'accumulation du *mixte nutritif* dans les sections principales des choses qui servent à notre nour-

nent à la souplesse et à l'évolution nécessaires à cet âge, des tissus et des organes.
Ces alimens sont le lait de la mère, et successivement, le lait des ruminans, les fécules, le pain léger, et, par conséquent,
bien fermenté, les bouillons de gélatine et

riture, et qui rend de plus en plus nourrissans, et, par
conséquent, de plus en plus débarrassés de principes
non alibiles, les *alimens* compris dans ces sections ascendantes.

« Le MIXTE NUTRITIF, principe supposé ou réel, vague
» ou défini, de nos investigations, se trouve dans un
» MUCILAGE dans certaines *tiges* et *feuilles* : *lactuca sativa,*
» laitue cultivée; *spinacia oleracea,* épinards; *portulaca*
» *oleracea,* pourpier; *valeriana locusta,* mâche, coquilles;
» dans un MUCILAGE et un ACIDE dans quelques autres :
» *rumex acetosa,* oseille; id. *acetosella,* petite oseille,
» oseille de lièvre.

» On le trouve dans un MUCILAGE, dans certaines *fleurs*
» nourrissantes : *brassica botrytis,* chou-fleur;

» Dans un MUCILAGE seul; dans un MUCILAGE, un ACIDE
» et le SUCRE, dans plusieurs *réceptacles* : *cynara scolymus,*
» artichaut; *fragaria vesca,* fraise; *rubus idœus,* fram
» boise; *morus nigra,* mûre;

» Dans un MUCILAGE seul; un MUCILAGE et le SUCRE dans
» les racines *charnues* et *bulbeuses* : *tragopogon porrifo*
» *lium,* salsifix; *brassica napus,* navet; *daucus carota,*
» carotte; *beta vulgaris,* bette-rave; *allium cepa,* oignon;

» Dans une FÉCULE, dans les racines *tubéreuses* : *orchis*
» *bifolia,* orchis, salep; *convolvulus batatas,* patate;
» *solanum tuberosum,* pomme de terre;

à l'osmazôme, les viandes facilement dissociables. La boisson est de l'eau légèrement
muqueuse et sucrée.

Régime dans la jeunesse.

La RÉACTION VITALE, qui va se fortifiant par son propre exercice dans la JEUNESSE,

» Dans une FÉCULE dans la substance *utriculaire* du
» sagou, *cicas circinatis* ;
» Dans une FÉCULE entre les molécules de laquelle une
» assez grande quantité d'*huile fixe* est interposée, dans
» les *semences émulsives;*
» Dans une FÉCULE plus rapprochée, mêlée sans doute,
» ou d'ALBUMINE, ou de GLUTEN, dans les *semences légu-*
» *mineuses;*
» Dans une FÉCULE à peu près pure dans toutes les
» *semences céréales*, hors le froment;
» Dans une FÉCULE jointe au GLUTEN dans le *froment*,
» *triticum* (le gluten étant un principe immédiat de
» nature végéto-animale, c'est-à-dire, contenant, outre
» l'hydrogène, le carbone, l'oxigène, un autre principe
» que l'on nomme azote, produit spécial des substances
» animales);
» Dans une GÉLATINE ALBUMINEUSE chez les *mollusques*,
» dont quelques-uns offrent une FIBRINE peu consistante:
» *ostrea edulis*, huître; *mytulus edulis*, moule;
» Dans l'HUILE, l'ALBUMINE et le SUCRE dans le *lait;*
» Dans l'ALBUMINE pure, dans le *blanc-d'œuf;* l'ALBU-
» MINE et l'HUILE dans le *jaune;*
» Dans une FIBRINE plus animalisée chez les *crustacées*,
» plus nourrissans, peut-être, que les *poissons: cancer*
» *pagurus*, poupart; *idem puber*, crabe; *astacus fluvia-*

crescit eundo, repousse encore davantage alors les *adjuvans* par lesquels on croirait quelquefois devoir soutenir quelques enfans pâles, pâteux, étiolés, scrophuleux, vermineux, muqueux, lymphatiques. Les *condimens* tueraient la vie à cet âge, en accrois-

» *tilis*, écrevisse de rivière; *idem marinus*, homard; *cancer*
» *squilla*, crevette, sauterelle ou grenade;
  » Dans une FIBRINE plus consistante encore chez les
» *amphibies: testudo midas*, tortue de mer; *idem lutaria*,
» tortue ordinaire; *rana esculenta*, grenouille; *coluber*
» *berus*, vipère;
  » Dans un mélange de GÉLATINE, d'ALBUMINE et de
» FIBRINE qui s'organise dans les chairs des *jeunes mam-*
» *mifères* et des jeunes oiseaux;
  » Dans une FIBRINE presque pure chez les *mammifères*
» et les *oiseaux adultes;* mais dont la consistance et l'a-
» nimalisation sont telles, que ces deux conditions se
» trouvent en moins chez ceux de ces animaux qui vi-
» vent d'herbes, de fruits, de graines, qui vivent dans
» la domesticité; se trouvent en plus chez ceux de ces
» animaux qui vivent en liberté, au milieu des champs
» et des forêts, qui fendent les airs, qui sont insectivores,
» ichthyophages, carnassiers. »

Faisons la remarque, d'ailleurs, qu'un principe éminemment animal, parce qu'il est éminemment azoté, l'OSMAZÔME, domine dans les chairs des *animaux adultes:* oiseaux et surtout mammifères. C'est ce principe qui colore ces chairs, qui leur donne ce que l'on nomme le *rissolé* lorsqu'elles sont cuites, qui brunit leur bouillon

sant inutilement son activité. Ici des viandes plus fortes, un pain même plus compacte, sont offerts avec avantage à l'énergie croissante des forces digestives, assimilatrices, élongatrices en quelque sorte, et au développement d'un *nouvel appareil.* Cependant

et qui lui donne le goût de *caramel* qui lui appartient. Les chairs du chevreuil, du lièvre, du pigeon, du canard sauvage, abondent en *osmazôme;* elles tiennent probablement leur *fumet* de ce principe; elles lui doivent d'être l'ingrédient utile du régime dans l'*anémie*, et, dit-on, dans le *diabétès* et surtout le *diabétès* sucré: puisque le *sucre* dominant dans les urines dans cette dernière maladie, et le sucre étant inazoté, M. Magendie d'ailleurs ayant fait mourir des chiens en ne les nourrissant que de sucre, la prédominence de ce *principe* chez les diabétiques annonce qu'ils se désanimalisent en quelque sorte, ce qui indique, pour eux, l'alimentation animale, et, dès-lors, fortement osmazômée.

« C'est chez les *animaux carnassiers* que l'animalisa-
» tion est la plus exaltée; et, par une espèce d'instinct,
» d'accord, d'ailleurs, avec notre organisation, nous
» répugnons à en faire notre nourriture; nous n'usons
» même point des chairs des animaux qui vivent de *végé-*
» *taux*, sans leur associer des substances moins nourris-
» santes qui éparpillent, en quelque sorte, le *mixte nu-*
» *tritif* trop aggloméré dans les subtances animales dont
» nous divisons la fibrine et l'osmazôme même, par la
» fécule que nous fournissent les végétaux. Les peuples
» du Nord de l'Europe associent à la viande la fécule de
» la pomme de terre; ceux du Midi, le riz et des pâtes

des légumes frais, des fruits acides, mo-
dèrent avec avantage l'*activité* physique et
morale de cet âge.

Cette *activité* conserve le MEDIUM de sa
force dans l'AGE MUR ou *adulte*. Elle doit s'y

Régime dans
l'âge mûr
ou adulte.

» diverses. Les Français usent abondamment de la se-
» mence de froment, qui ajoute aux chairs animales une
» matière qui leur est analogue; mais dont nous faisons
» disparaître en partie le caractère par l'acte de la *pani-*
» *fication*. »* (Cette note est extraite, dans sa portion
guillemétée, de ma *Dissertation inaugurale*.)

¹ C'est de la seconde enfance et de la première jeunesse qu'il faut profiter pour faire l'homme ce qu'il sera
toute la vie; et certaines des carrières qu'il aura à parcourir sont tellement immenses, qu'il n'y a point un
instant à perdre. Je m'étais un jour amusé à tracer le
tableau fantastique du parfait médecin. Je vais ici le
reproduire d'une manière d'autant moins inutile, qu'il
sera à sa place, puisqu'il retracera l'*hygiène* de l'enfance
et de la jeunesse, et que, mises de côté les études spéciales que, dans la circonstance, je dois énumérer, cette
hygiène est applicable à toutes les positions de la vie.

Celui que l'on destine à indiquer un jour aux autres

---

* Du reste, on mange plus de *viande* dans les pays froids, plus de
végétaux dans les pays chauds. Cela tient aux modifications que les
climats font nécessairement subir à l'organisation. Il n'est permis
qu'aux *dames* de la *halle* de s'étonner de ce qu'on ne crie point : du
PAIN !.... à *Londres* comme à *Paris* ; et à la *populace* anglaise, à *John-
Bull* non-décrassé, de rire grossièrement et brutalement de la SOUPE
MAIGRE (meager soupe) et même des *cuisses de grenouilles* des French
dogs, des Français.

soutenir pendant des années. Les *alimens lactés*, *féculens*; en général, les végétaux ne sont point, sinon comme diversion, des alimens de cette époque de la vie : les *forces gastriques* s'y exercent sur des viandes faites, le pain plus abondant encore en *gluten* que

hommes les moyens de se conserver en santé, et ceux propres à modérer, seconder, augmenter les forces de la *nature* pour la guérison des maladies, doit jouir d'une bonne santé, et parce qu'il devra prêcher d'exemple, et parce que ses études immenses exigeront qu'il se porte bien pour qu'il puisse pleinement s'y livrer. La santé sera chez lui constitutionnelle, c'est-à-dire qu'il sera né de parens bien portans; elle sera fortifiée par l'éducation. Il aura sucé le lait de sa mère. Dès les premiers jours de sa naissance, un vêtement léger et sans ligatures aura permis à ses membres d'exercer librement leurs mouvemens, à ses organes de prendre toute leur expansion. Éloigné, surtout pendant le sommeil, de l'atmosphère viciée des alcoves, il aura respiré et reçu par tous ses pores, dans un appartement exposé au levant ou au midi, et élevé d'un étage au-dessus du sol, un air pur et pénétré de lumière. A peine sa langue commencera-t-elle à se délier, que son instruction commencera. Les mots des deux langues : la *française* et l'*allemande*, frapperont simultanément son oreille; et à sept ans, il parlera et lira ces deux langues. A neuf ans, il saura les écrire. A dix ans, on lui en apprendra le mécanisme, et on lui fera voir que ce mécanisme est le même dans les langues mortes et vivantes qui ne diffèrent entre elles que par les mots servant à exprimer les idées, et par la manière

celui conseillé dans la jeunesse. Un vin généreux mêlé avec parcimonie à la boisson, et après, une ou deux doses légères de vin pur, y soutiennent, sinon nécessairement, du moins d'une manière utile, la *réaction* native des forces digestives. Un peu de café

d'arranger ces mots. De onze à quatorze ans, on lui fera voir ce mécanisme dans les langues d'*Homère* et de *Virgile*; de quatorze à seize, dans celles du *Tasse* et de *Milton*. La langue française lui sera d'un grand secours pour apprendre la latine, de laquelle elle tire principalement son origine. La langue anglaise, née de l'allemande, qu'il connaît déjà, lui coûtera peu de peines; et la langue italienne sera pour lui un jeu, puisqu'il saura la française, qui a avec la première tant de ressemblance, et surtout la latine, dont la langue italienne, comme l'espagnole, n'est, pour ainsi dire, qu'un idiôme. La langue grecque lui coûtera davantage. Antérieure à toutes celles qu'il aura apprises ou qu'il apprendra concurremment, il ne sera facilité dans son étude que par le plaisir que lui causera sa douceur et son harmonie, et par les traits de ressemblance qu'en auront empruntés les autres langues, et qui auront été ou qui seront en même temps les objets de ses études. Cependant les jeux qui se mêlent à ses travaux et qui le distraient de leur âpreté, sont tous ceux que comporte la fougue de l'enfance et de la première jeunesse. Il se livre, selon son impulsion et sans qu'on le contredise, à la *course*, à l'*escrime*, à la *natation*, à la *danse*, au *pugilat*, à la *chasse*. Sa *nourriture* est tout ce que l'estomac peut digérer, avec, toutefois, quelques réserves indiquées par son organisation et la constitution

égaie les soucis de l'âge adulte, et fait poindre et naître les idées de l'homme de cabinet.

Régime dans la vieillesse. La VIEILLESSE arrive; les forces décrois-sent, parce que les ressorts s'usent, sans

qu'il tient de son origine et de sa position sociale ; sa *boisson* est l'eau pure : la nature la lui indique, et il n'en prend d'autre que par imitation. Son *vêtement* est large, pour que ses mouvemens soient libres; simple, pour qu'il ne soit point détourné de la turbulence de ses exercices par la crainte de le sâlir. Fatigué des exercices bruyans, des plaisirs tranquilles, la *musique*, le *dessin* partagent ses loisirs. Le dernier, surtout, quoique pour lui un vrai plaisir, est une partie essentielle de son *instruction*.*
A seize ans, il étudie les *mathématiques*. C'est le flambeau qui le guidera dans l'étude des sciences physiques, à laquelle il va se livrer. Sans doute que cette science rigoureuse lui servira peu pour ses études médicales proprement dites, en elle-même du moins; ce qui ne

* *Le dessin* est une seconde écriture pour ceux qui se livrent à l'é-tude des sciences physiques. Lié à l'écriture ordinaire d'une manière peut-être indispensable dans ces sortes d'études, par lui l'on fixe sur le papier et l'on retrace continuellement à la mémoire, l'image d'un appareil au moyen duquel on captive les lois de la nature, pour la voir opérer sous nos yeux ; celle des formes élémentaires de ses produc-tions inorganisées, formes au moyen desquelles on en opère la classi-fication scientifique; celle de l'innombrable variété de ses productions vivantes; celle surtout des diverses parties de l'organisation de l'homme, dont l'image isolée, les rapports, l'assemblage, doivent toujours être présens à la mémoire du médecin ; celle des appareils, des procédés au moyen desquels, par une cruauté apparente, *l'art salutaire* rend à un membre ses usages, à un organe ses fonctions, à la vie ses droits prêts à s'échapper.

même qu'on ait forcé leur activité. L'albumine des œufs qui convient aussi à l'enfance ; des viandes blanches, facilement
dissociables, puisque d'ailleurs, à raison
de la perte assez ordinaire des dents, la
mastication est imparfaite ; un pain léger,

prouve rien contre la médecine, puisqu'il est de l'essence
de celle-ci de n'atteindre que les à peu près : mais son
esprit le guidant, il arrivera d'une manière plus certaine
à ce terme. A dix-sept ans, il étudie l'*astronomie* et la
cosmographie. La *minéralogie* et la *botanique* occupent
la dix-huitième année ; l'*anatomie*, la *physiologie*, simples et comparées, et la *zoologie*, la dix-neuvième et la
vingtième ; et ses loisirs sont alors encore partagés entre
les plaisirs encore bruyans de cet âge et l'occupation
agréable que procure l'étude de la *géographie*, de l'*histoire* et des *belles-lettres*, pour laquelle l'*élève* puise dans
les sources : la connaissance des langues mortes et des
langues étrangères vivantes, lui permettant de jouir de
ce précieux et expéditif avantage. La *logique*, la *métaphysique* et la *morale* sont étudiées dans la vingt-et-unième
année. La vingt-deuxième est consacrée à la *physique* et
à la *chimie*. A vingt-trois ans (j'en suis fâché pour mes
combinaisons, que chacun peut faire à sa manière, s'il
veut abréger la besogne), à vingt-trois ans, muni de ces
connaissances préparatoires et accessoires qui, on le
sent, du reste, lui ont déjà applani et abrégé la moitié
de la route médicale, l'élève entre dans le sanctuaire de
la *médecine*, proprement dite. L'*hygiène* l'occupe dans
la moitié de la vingt-troisième année ; il s'occupe dans
l'autre moitié de l'*étude* théorique des *maladies* et des

sont les alimens que requiert l'activité déclinante de la *réaction vitale* chez le *vieillard,*
réaction qu'il soutient dans sa décadence

systèmes qui les coordonnent. A vingt-quatre ans, il va
les étudier au *lit* des *malades,* sous les yeux du professeur chargé de le diriger dans l'exploration de leurs
caractères. Il apprend de lui les moyens qui doivent être
employés pour seconder la naturé dans leur guérison.
Ces moyens sont le *régime,* qu'il s'étudie à diriger; les
médicamens simples, qu'il apprend à connaître et en eux-
mêmes, et relativement à la place qu'ils occupent dans
le cadre de la *minéralogie,* de la *botanique* et de la *zoologie,* qu'il connaît déjà. Le médecin allie souvent des
médicamens simples, pour augmenter ou fortifier leurs
vertus: l'élève étudie cet alliage connu sous le nom
de *pharmacie,* dont le travail d'ailleurs consiste aussi à
faire subir aux médicamens simples eux-mêmes les pré-
parations et les modifications qui les rendent propres
aux usages auxquels ils sont destinés. Tout cela occupe
l'*étudiant* pendant la vingt-cinquième annnée. *Ars longa,
vita brevis,* et je sens que cette dernière ne me donne
point assez d'étoffe pour mon gigantesque projet. Quoi
qu'il en soit, poursuivons: à vingt-six ans, l'élève étudie les moyens que la *médecine* retire de l'*opération* de la
main, et apprend à en faire l'application.* A vingt-sept

* Ou, du moins, comment on en fait l'application; et cela, uniquement comme connaissance: car, selon notre système, dans lequel
nous ne mettons point d'intérêt personnel, puisque nous n'exerçons
et n'exercerons plus: système que nous exposerons à la suite de cet
Opuscule; la *chirurgie,* en pratique, doit être séparée de la médecine.
Un *chirurgien* doit commencer à être formé tel dès son enfance: *à
tenerrimis unguibus.*

par quelques libations du *jus* de la *treille*,
qui lui font momentanément rêver ses beaux
jours. (Voyez mon article : *Régime selon les
âges*, dans ma *Dissert. inaug.*)

ans, à moins que ses facultés et son courage ne lui permettent de prolonger ses études vraiment médicales jusqu'à trente ans ; à vingt-sept ans, dis-je, il vole de ses
propres ailes ; ses travaux sont récompensés par la permission qu'il obtient d'aller offrir à ses concitoyens le
tribut de ses lumières. Il porte dans la société le savoir
que doit éclairer la pratique, mais qui éclairera celle-ci
à son tour.

On m'objectera que mon *médecin* est un *être idéal* qui
n'existe point et qui ne peut exister : et cela peut être.
Du moins est-il qu'il serait d'autant plus parfait qu'il
approcherait plus du modèle que je viens de tenter d'es-
quisser : car il faut beaucoup savoir pour connaître précisément, sans préjugé, d'une manière imperturbable,
ce qu'il faut, et même, peut-être, le peu qu'il faut
savoir : et voilà pourquoi l'homme qui sait est peu tranchant, et n'en impose point à la multitude, parce qu'il
sent que son petit bagage, son bagage réel est peu fait pour
l'enorgueillir, quoique pour lui il s'en contente, persuadé
en lui-même qu'il est ce qu'il peut être. Quoi qu'il en
soit, d'après ce mince résultat en apparence, ne peut-on
point alors être *médecin* sans s'étouffer sous cet écha-
faudage ? Sans doute, puisqu'il y en a tant qui n'en sont
point embarrassés, et moi le premier. Il se pourrait
même qu'un homme sans études bien recherchées (je
parle de l'histoire ancienne : cela n'existe plus : car le
savoir, et ses méthodes faciles et précises sont tellement

ARTICLE DEUXIÈME.

Régime selon les Sexes, ou plutôt, Régime des Femmes.

Dans les villes surtout, et dans l'aisance, les FEMMES sont sédentaires. Leur estomac,

disséminés de nos jours, qu'il est impossible, à qui en a la volonté, de ne point s'en pénétrer); il se pourrait donc qu'un homme, sans études bien recherchées; un homme même sans titres, parce qu'il n'eût osé les réclamer pour son savoir suspect; le premier venu enfin (mais, je le répète, cela n'est plus), qui eût dirigé ses facultés vers l'observation des maladies, et quelques moyens empiriques de les traiter, réussirait, ou eût mieux réussi quelquefois, en apparence du moins (car on sait, que la *nature* qui a de la puissance, triomphe, même des bévues de la médecine, bévues dont n'est point exempt le médecin le plus EXPERT); réussirait donc, ou cût mieux réussi que le docteur le plus brillant. Mais quel est l'homme délicat qui voudrait, ou plutôt, eût voulu remettre sa santé et sa vie entre les mains de ce *personnage* guidé, le plus souvent, par l'aveugle *routine* qu'il s'est créée, ne connaissant que *son remède*, incapable de raisonner ce qu'il voit et ce qu'il fait, et pouvant alors commettre à chaque instant de *mortelles balourdises!* Il préférera toujours celui qui, par des études finies, se sera formé ce discernement qu'exigent les *études médicales*, comme les *hautes études* en général, et dont l'expérience se rattachera à une théorie précise et lumineuse.

dès lors, partage le peu d'énergie de leur habitude générale. Leur ʀᴇ́ɢɪᴍᴇ doit donc être léger, mais substantiel. Des *condimens* trop actifs et hors de mesure leur feraient perdre leur fraîcheur, et enlèveraient à leurs tissus cette souplesse qui est leur apanage. Quant aux femmes robustes qui partagent les travaux des hommes, je ne vois pas que leur régime doive différer du régime de ces derniers, dans la même circonstance de travaux.

ARTICLE TROISIÈME.

Régime selon les tempéramens.

Le ᴛᴇᴍᴘᴇ́ʀᴀᴍᴇɴᴛ est cette manière d'être de la ʀᴇ́ᴀᴄᴛɪᴏɴ *vitale* qui lui permet de se montrer sous l'aspect d'une activité spéciale plus ou moins grande, sans que, pour cela, la santé cesse d'exister : mais aussi, le *trop d'exaltation*, en plus ou en moins (le mot de soustraction conviendrait mieux dans le dernier cas, applicable surtout au tempérament lymphatique), le trop d'exaltation donc de ces manières d'être constitue la maladie et pourrait en former les divisions.

De l'Idiosyncrasie.

Le *tempérament* diffère de l'IDIOSYNCRASIE en ce que celle-ci est un *tic* en quelque sorte qui peut se trouver le même dans plusieurs tempéramens à la fois.

Habitude.

Quant à l'HABITUDE, elle est un *résultat* volontaire. Mais ce ne serait pas toujours impunément qu'on voudrait immédiatement l'abandonner.

On s'est beaucoup évertué à l'examen, à l'étude, à la division des *tempéramens.* Mais quoi qu'on ait pu faire, le *pli* est pris, et on rabâchera toujours, d'après le vieux GALIEN, du tempérament sanguin, du bilieux, du lymphatique et du mélancolique. On y a ajouté, entre autres, le tempérament nerveux et le tempérament athlétique.

Chacun de ces tempéramens ne se trouve pas toujours pur et facile à reconnaître à l'observation : mais ici, comme en beaucoup de circonstances en médecine, on se tire d'embarras en disant qu'il y a mélange.

Je trouve dans ma DISSERTATION *inaugurale* que les caractères physiques des *tempéramens* de *Galien* sont :

Tempérament sanguin.

Pour le *tempérament sanguin :* la prédominence du système de ce nom ;

Pour le *bilieux :* le resserrement du système Tempéram.
bilieux. lymphatique et la coloration jaune du sys-tème capillaire ;

Pour le *pituiteux :* la prédominence du Id. pituiteux. système lymphatique cellulaire ;

Pour le *mélancolique :* la prédominence du Id. mélanco-
lique. système veineux superficiel et la coloration terne du système capillaire.

Ce dernier tempérament, qui n'est point admis par tous les modernes, n'est-il point en effet l'indice d'un commencement de maladie ; de l'HYPOCHONDRIE , par exemple , ou de l'obstruction, de la phlegmasie chro-nique des viscères abdominaux, et surtout des voies biliaires ? quoique je sache fort bien que M. Georget place dans le cerveau le siége de toutes les vésanies.

Quant au *tempérament musculaire*, carac- Id.
musculaire. térisé par le vaste développement des masses musculaires , comme on cherchait à l'ob-tenir chez les anciens *athlètes,* ne pourrait-il point quelquefois résulter de l'exercice même que l'on a donné à ce système ?

Le *tempérament nerveux* est un de ceux Id. nerveux. que nos modernes doctrines ont ajouté au *cadre* qui nous occupe. Il était inconnu aux femmes spartiates et aux gladiateurs romains. Il est celui de ces personnes pâles, vaporeuses, tressaillantes au moindre petit événement, que blessent les plis du léger tissu étendu sur le mol édredon que foulent leur corps et leurs membres délicats, ou dont les pieds sensibles et effleurant à peine le sol, sont froissés par les pétales d'une rose qui s'effeuille. Cette manière d'être est, dès-lors, aussi, une maladie, plutôt qu'un tempérament.

J'avais autrefois esquissé de la manière suivante, et par une espèce d'allégorie, les effets moraux des divers tempéramens que je viens d'énumérer :

Moral du tempéramt. musculaire ou athlétique.

« Un jour, passant dans la rue St.-Denis, je vis un HERCULE marchant *vigoureusement* en ligne droite, heurter pesamment du coude, dans le sein, une *femme* qui n'avait point eu le temps de se ranger, et qui tomba sans connaissance et sans mouvement sur la place. Le *Crotoniate* continuait *sa progression rectiligne,* sans que le *sensorium* qui l'animait, parût avoir pris connaissance de la brutale inattention de son *ministre* (de son coude), lorsqu'il fut atteint par un homme *sec, safrané,* qui avait déjà

Id. du tempérament nerveux.

fait pleuvoir sur lui une grêle de coups de poings, avant que le nouveau *Milon* eût pû se reconnaître. Mais celui-ci se mit en train ; et si ses coups étaient rares, un seul en valait dix de ceux de l'assaillant, qui n'eût point tardé à succomber, si le *guet* ne se fût assuré de l'*Hercule,* qui était encore à se demander ce que tout cela voulait dire. Cependant, un homme *corpulent* et *pâle,* après avoir mis de côté sa pipe, avait *tranquillement* recueilli la *belle* évanouie, à laquelle un *Adonis,* aux yeux *brillans* et au *teint fleuri,* prodiguait les soins les plus empressés. Et *toi,* qui voyais tout cela avec tes grands yeux ouverts et la bouche béante, que faisais-tu, me direz-vous? Je ne sus bien ce que je devais faire, que lorsque mon office était devenu inutile. »

Moral du tempéram^t. phlegmatiq.

Id. du tempérament sanguin.

Id. du tempérament mélancolique.

Du reste, le RÉGIME selon les TEMPÉRAMENS n'est pas difficile à tracer :

Le régime dans le *tempérament sanguin* doit être celui de la *jeunesse ;*

Régime dans le tempérament sanguin.

Celui du *tempérament bilieux* est analogue; mais l'usage des végétaux et des acides doit y dominer.

Id. dans le bilieux.

Le régime du *pituiteux* est celui de l'âge

Régime dans le tempérament pituiteux.

mûr. Il y joindra l'usage des *crucifères*, des *alliacées*, des *ombellifères* culinaires. Il pourra même ne point tremper son vin : ce qui n'exclut pas la sobriété. Un peu de *Moka* et même le *pousse-café* émoustillent avec avantage les houppes nerveuses du palais dans ce tempérament.

Id. dans le tempéram. mélancolique.

Le *mélancolique* est un malade, et a besoin de tous les conseils de l'*hygiène*, qui devient pour lui une vraie *thérapeutique*. Il battra surtout la campagne.[1] Son *régime* d'ailleurs, jusqu'à ce que l'estomac, chez lui, ait repris de l'énergie, ou, pour servir chacun selon son goût, soit débarrassé de sa plegmasie chronique, si, selon une autre manière de voir, cette phlegmasie n'est point dans l'encéphale ; ce *régime* sera assez celui des vieillards.

Id. dans le tempéram. nerveux.

Le *régime* dans le *tempérament nerveux* est celui des *femmes sédentaires* et *romantiques*, et des *messieurs* qui prennent la même *constitution*.

Quant au *régime* dans le *tempérament mus-*

----

[1] Voyez ma *Folie* sur le RÉGIME des *hypochondriaques* (second volume de cet Opuscule) ; régime qu'il ne faut point cependant prendre trop à la lettre, parce que la poësie, ou ce qui en a l'air, a ses licences.

culaire, il est le même que celui des *hommes* dont la profession exige une grande dépense de forces musculaires, comme nous l'exposerons dans l'article suivant.

On voit que ces *tempéramens*, dits généraux, sont déterminés par la *prédominence* d'action d'un système. On a encore établi, et M. Hallé spécialement (M. Hallé, le bon M. Hallé, dont le grand nom dominera long-temps les doctrines hygiéniques, quoique sa modestie, ses craintes méticuleuses, qui n'appartiennent qu'au savoir, parce que l'esprit de celui-ci perce toujours au-delà du but qu'il a cependant atteint dans le temps où il brille ; quoique sa modestie, disons-nous, l'ait toujours empêché de donner à ses *élèves* et au *monde* le *système complet* de la *science*, mort, peut-être, avec son *auteur*, et qu'il promettait toujours, chaque année, à leurs instantes supplications) ; on a donc encore établi, et M. Hallé spécialement, indépendamment des tempéramens généraux, des *tempéramens locaux* ou *organiques* en quelque sorte : un *tempérament gastrique:* c'est celui des *gastronomes ; * un *tempérament cardiaque:* il dispose

8..

aux anévrismes du cœur ou à l'*hypertrophie* de cet organe ; un *tempérament pulmonaire :* il dispose aux maladies du poumon et à sa phthisie, qu'accélèrent les excès libidineux, auxquels excite la disposition phlegmasique de cet organe ; un *tempérament céphalique :* appartenant aux esprits ardens, aux poëtes, aux romanciers, et disposant à l'exaltation cérébrale, à la céphalite, à l'arachnitis, à l'hydrocéphale aiguë ; un *tempérament spermatique* (qui a sa *bosse* à la région du *cervelet,* comme nos autres dispositions morales et physiques ont celles qui les caractérisent, selon le docteur *Gall,* aux divers points de la périphérie du crâne, bosses correspondantes à autant de protubérances cérébrales) ; tempérament spermatique, d'ailleurs, annonçant une faculté qui n'est point inépuisable.

Tous ces *tempéramens partiels,* du reste, annonçant l'excès d'action de l'*organe* qui en est le point de départ, exigent un *régime* et même une *médication* sédatifs que modifient chacune des espèces que nous avons énumérées.

ARTICLE QUATRIÈME.

Régime selon les Professions.

Les TRAVAUX PÉNIBLES et qui exercent tout le corps, comme chez les *cultivateurs, charrons, charpentiers, forgerons, manouvriers, matelots, etc.*, déterminant journellement une grande dépense de forces de la vie, exigent des alimens qui *tiennent* au *ventre*, comme on dit dans ce pays-là, et sur lesquels l'estomac, qui en tirera des sucs puissans, puisse, vigoureux comme le reste des organes de l'économie, vaillamment s'exercer : tels que le pain compacte, la chair de porc, les viandes mêmes enfumées et salées. La *table délicate* du *riche :* son pain mousseux, ses macaronis, ses crêmes frites, ses crêmes au chocolat et à la vanille, ses vole-au-vent garnis, ses omelettes soufflées, ses omelettes à la pointe d'asperges, ses petits pois au sucre, ses beignets de pommes, son poulet au blanc, ses mauviettes bardées, ses ortolans rôtis, ses chapelets d'alouettes aux tranches de pain rissolées, ses épinards au jus, son veau de

Pontoise, son fricandeau à la sauce, son quartier de chapon au gros sel, etc., quoiqu'excitant vivement la convoitise, et faisant, comme on dit, venir l'*eau* à la *bouche*, et auxquels, dès-lors, les HOMMES HERCULÉENS que j'ai eus en vue dans ce paragraphe, portent quelquefois, mal-à-propos, envie, seraient pour eux de *vains hochets nutritifs,* qui ne feraient qu'amuser momentanément leurs *forces digestives.* Leurs *forces générales,* forces d'une longue et solide réparation, s'épuiseraient bientôt, et ils deviendraient inhabiles à *battre le fer tant qu'il est chaud,* et à résister avec l'ardeur et la pertinacité nécessaires à leurs rudes travaux, dont, d'ailleurs, ils eussent bientôt, en général, dévoré les produits.

Régime des artisans sédentaires ou stationnaires

Les ARTISANS SÉDENTAIRES et qui n'exercent que quelques membres : les tailleurs, les cordonniers, les imprimeurs même, quoique ceux-ci travaillent debout, ce qui les rend sujets aux varices et à l'œdématie des jambes et des pieds ; quoique, donc, ces derniers travaillent debout, mais dans une atmosphère viciée, viciation, quelle qu'elle soit, qui a lieu dans beaucoup de professions casanières, sont ordinairement faibles, pâles, étiolés : leur estomac participe à la débilité, à l'espèce de cacochymie que leur profession détermine dans leur constitution générale. Leurs forces digestives, stimulées par deux demi-rasades de vin généreux, autant qu'ils peuvent avoir cette faculté journalière ; du moins, par l'usage modéré du *café,* que, pour leur argent, ils auront soin de choisir bon ; par celui des *crucifères:* cresson, raîfort, moutarde ; des *alliacées:* ail, oignons, échalottes ; des *ombellifères:* persil, cerfeuil, carottes, céleri ; des *labiées:* sauge, thym, estragon, etc.; des capucines, du laurier, et même par celui des épiceries, mais avec modération ; leurs forces digestives, disons-nous, ne peuvent s'exercer sur des alimens compactes : le pain lourd, la chair de porc, les viandes enfumées et salées, les pâtisseries tenaces, et demanderaient, ce qui n'est pas toujours possible, des viandes fraîches et restaurantes, brunes, fortement osmazômées, et par conséquent celles de bœuf et de mouton.

Les TRAVAUX DE TÊTE ne sont pas, comme on peut le penser, un repos apathique pour

Régime des gens de lett^{es} et de cabinet

le reste de l'économie.[1] Celle-ci, la circulation qui l'anime, a sa part, son irradiation de l'activité qui fermente dans le foyer créateur des conceptions du génie, sur quelque point de son domaine qu'elles se dirigent. Voyez-moi cette figure rutilante du *poëte* qui enfante, ou une *ode* pindarique, ou un *dithyrambe* désordonné, ou un

[1] La *couturière*, qui remue le bout des doigts, prend par-là de l'*exercice*, parce que la circulation accrue de ses doigts précipite peu à peu la circulation générale. D'ailleurs, sa tête trotte; elle babille, et tout cela est de l'exercice. A plus forte raison, l'*orateur*, sans bouger de place, même sans faire de gestes, prend de l'exercice. Cet exercice même ne doit point être poussé trop loin, puisque l'organe qui en est le point de départ, et qu'il fortifie par sa modération, peut en souffrir au point de devenir le siége d'une hémoptysie qui, se répétant, peut dégénérer en phthisie. Ce que nous disons ici de la parole, doit s'entendre également en bien et en mal, de l'exercice du *chant*. Nous ne sommes point ennemis des arts, il s'en faut; mais toutefois, comme ci-devant médecin, nous devons dire ici que si la *musique* flatte l'oreille, excite les passions généreuses, en inspire de tendres; en un mot, forme et adoucit les mœurs:

Emollit mores, nec sinit esse feros,

les *instrumens* à *vent* ne peuvent que faire mal à la poitrine, jamais, peut-être, de bien; occasionner des congestions cérébrales, et déterminer des hernies. Ainsi,

chant ossianique, ou un *drame* shakespea-
rien, ou une homérique *épopée;* et croyez-
vous que quelques étincelles de ce feu inspirateur ne partent point avec la rapidité
de l'éclair du foyer qui les rassemble, pour
aller contribuer à faire battre ce *cœur* qui,
animant l'économie tout entière, lancera,
en retour, au centuple, de nouveaux tri-
buts générateurs au noble et puissant *organe* des fonctions sublimes qui font de
l'homme le *microcosme* des êtres physiques
et intellectuels, de l'*univers* créé et possible,
le *miroir* même de la *divinité?* Les *travaux*
de l'esprit agitent donc, *mens agitat molem,*
remuent aussi dans tous ses ressorts l'*organisme* qui les conçoit et les exécute par

abstenez-vous si vous êtes faible, et soyez modéré si
vous êtes fort. Ce n'est point là proscrire et faire tort à
la *Société Philharmonique* de *Guînes,* dont je suis fier
pour mes jeunes concitoyens.

Je suis obligé, comme médecin, de faire ici une remarque sur un *travers* que quelques-uns de MM. les
musiciens (je parle d'une manière très-générale) peuvent
regarder comme une nécessité: c'est l'abus des spiritueux, pour se mettre en haleine. L'effet momentané
est produit, il est vrai: mais c'est en usant d'une manière plus rapide la somme d'excitabilité qui nous est
départie.

l'intermédiaire de l'ame, et sont, dès-lors, un exercice. L'homme de lettres, l'homme de cabinet ne doit point être comparé à l'être lourd, affaissé, assis et digérant, qui laisse en même temps dans une inaction complète les plus belles facultés qui le distinguent de la brute; inaction, indolence qui mènent à leur suite les flatulences, les dyspepsies, les gastrites chroniques de nos jours, que *Mondor* ne fait qu'aggraver par l'emploi des *élixirs* les plus vantés, et que peuvent seules guérir à la longue, et une sobriété graduée, et l'activité qu'il doit donner à toutes les facultés qui s'associent par les fonctions qui leur sont départies, à l'équilibre de son économie. L'*homme de lettres*, l'*homme de cabinet* ne sera donc point traité relativement à son régime, comme un homme tout-à-fait inactif, en un mot, comme un valétudinaire en quelque sorte: aucun aliment salubre, substantiel, approprié toutefois par sa solubilité facile à la finesse, à la délicatesse de ses organes, ne sera refusé à celui qui s'occupe des travaux de l'esprit. Un choix dans les mets succulens du *riche*, du *puissant* de la terre, lui conviendrait bien, soit qu'il aille s'asseoir à sa table, soit qu'il doive à ses glorieuses veilles d'avoir pu se la procurer chez lui. Quelques-uns, dit-on, plus qu'autrefois, ont cette prérogative : heureux, s'ils ne la la doivent point à quelque *servilité*, quel que soit leur *maître*, qui froisse la noble indépendance de l'ame, et si elle est le prix mérité de leurs travaux !

Du reste, pour anticiper ici un peu, et puisque l'occasion s'en présente, sur le domaine des *acta*, dont je traiterai dans un chapitre ultérieur, je dois dire ici que, quelle que soit la part d'activité que l'exercice des facultés distinctives de l'homme imprime à sa moitié physique et *terrestre*, il n'oubliera pas, il ne perdra pas de vue, malgré notre excursion aërienne[1], que les DÉESSES de l'*Opéra* sont soutenues en l'air

[1] Cette *excursion* est un peu poëtique, quoique je ne sois point poëte ; mais, en *médecine*, il faut, autant que possible, du *positif*. Or, quoiqu'il y ait quelque chose de vrai dans ce que j'énonce dans mon texte, que « les » travaux de tête ne soient pas, comme on peut le pen- » ser, un repos apathique pour le reste de l'économie, » et que celle-ci, que la circulation qui l'anime, aient » leur part, leur irradiation de l'activité qui fermente » dans le foyer créateur des conceptions du génie, sur » quelque point de son domaine qu'elles se dirigent, »

par des *cordes*; que, de même, il s'en faut que nous soyons *tout esprit* ici bas; que le physique, chez nous, est intimement lié au moral, et que, dès-lors, l'action modérée, l'exercice du premier doit, chaque jour, faire partager au second le bien-être qu'il en éprouve lui-même. Nous descendrons de cette espèce de *sublimité* à laquelle

il n'en est pas moins vrai aussi que la véritable destination de l'homme, et pour la société, et pour son bien-être individuel, est, pendant une portion de sa vie, du moins, l'*action* corporelle à laquelle, dans les professions industrielles, libérales et scientifiques surtout, préside son *intelligence*. Celle-ci, réduite à sa seule et propre action, ne peut souvent créer que des fantômes qui n'ont rien d'usuel pour l'existence :

Nihil est in intellectu, quod non priùs fuerit in sensu,

Outre que négligeant, dans son dédain, la *base matérielle* et nécessaire sur laquelle elle est entée, celle-ci, faute d'action de son côté, se détruit, et use à son tour, et laisse évaporer cette intelligence qui lui est unie par un lien nécessaire. Et, d'ailleurs, le *penseur* qui n'est absolument que penseur; qui ne vit que d'*abstractions*, est étranger pour ses *contemporains*, puisqu'il ne vit que dans les *régions vaporeuses;* puisqu'il est tout entier dans le *passé* ou pour l'*avenir*. Mais comme l'avenir échappe à la plupart de ceux qui prétendent y vivre, il suit de là que ceux qui s'écartent de la destination de l'homme, en se bornant à se nourrir de spéculations aëriennes, sont, la plupart, comme s'ils ne vivaient point, et seront

je ne pensais pas au commencement de cet article, en disant qu'il est bon que de légères doses d'un vin de bon terroir, et de la liqueur inspiratrice de DELILLE et de VOLTAIRE, viennent stimuler le *gaster* des hommes de lettres et de cabinet, et féconder leurs travaux.

comme s'ils n'avaient pas vécu, parce que s'étant refusé les réalités du *présent*, pour eux s'évanouit encore la vaine fumée de *l'avenir*; ou plutôt, la plupart n'ont malheureusement que trop vécu pour eux-mêmes, puisque la *nature*, qu'outrage l'inertie corporelle à laquelle ces hommes se condamnent, ne fait de leurs jours qu'une chaîne de souffrances qu'il serait facile de suivre dans tous les organes qui en sont successivement ou simultanément le siége;* puisque leur existence est, au moins indifférente, à tout ce qui les entoure; puisque,

* Il n'y aurait pas de grands frais d'érudition à faire pour nommer une foule de *grands écrivains* qui tous n'ont atteint la mort qu'après de longues années de souffrances. Ceux-là, du moins, sont parvenus à leur but : ils vivent dans la mémoire des hommes; et ceux qui se sentent leur mérite, doivent avoir aussi leur noble ambition. Mais, pour un petit nombre à qui cette ambition est permise; combien en est-il qui, pour leur bonheur, auraient dû retourner à l'obscure, mais salubre profession de leurs pères.

Ainsi voilà le revers que la Médecine sévère donne à la médaille dont mon texte, un peu enthousiaste, avait tracé le beau côté. Faut-il conclure de cette note, avec Jean-Jacques, que l'homme qui pense, que l'homme qui use des facultés de son ame, soit un *animal dépravé*? Non; mais il faut qu'il songe quelquefois qu'il a aussi *un corps*, et que le bien-être de celui-ci fait celui de l'autre moitié de lui-même :

Est modus in rebus; sunt certi denique fines,
Quos ultrà citràque rectum consistere nequit.

ARTICLE CINQUIÈME.

Régime selon les Saisons et les Climats.

Régime dans les pays froids et secs, et les saisons qui leur correspondent.

L'Estomac, comme toute l'Économie, ac-quiert de la *force* dans les pays froids et secs, et les saisons qui leur correspondent par la température, et cela, 1° relativement à l'é-conomie toute *entière*, parce que, dans cette surtout, ils ne vieillissent que pour être de plus en plus dévorés par le regret, sans remède, de n'avoir point de compagne :

> Douce moitié (du moins ils se le figurent ainsi) de
>   l'homme inséparable,
> Qui confond avec lui sa peine et son plaisir;
> Qui vit en lui, que l'instant déplorable
> Qui les sépare, ensemble voit mourir !

Eh! qu'ils n'aillent point accuser un sexe aimable de les avoir laissés dans un isolement cruel ! Il est naturel que des hommes que n'avoue point la nature, soient dé-daignés par son plus bel ouvrage.

> L'éphémère sémillante
> Fuit l'épine sans retour ;
> Et la rose est le séjour
> Qui borne sa course errante.

Combien est vraie cette exclamation de Virgile !

O fortunatos nimium, sua si bona norint, agricolas !
Georg.

Heureux le laboureur, trop heureux s'il sait l'être !
Delille, trad.

double circonstance, les pertes sont moindres à la périphérie, et que l'action du *froid*, d'ailleurs, pourvu qu'elle ne soit point excessive et, dès-lors, mortifère, s'applique au surplus à des corps robustes, tonifie la surface, refoule l'action vitale de la circonférence au centre, qui, à son tour, la repousse à la circonférence par son action excentrique, et ainsi de suite ; de manière que de cette oscillation successive et continuellement répétée des *forces* de la vie qui ne s'évaporent point au dehors, ne peut naître que l'accrétion de vitalité des organes qui sont soumis perpétuellement à l'impression de leur transport et de leur retour ; et 2° relativement à l'*estomac* seul, parce que, par l'effet des mêmes circonstances, l'action vitale étant plus concentrique, entièrement conservée, en quelque sorte, cette concentration est au profit des organes vers lesquels elle se dirige : aussi les besoins de la VIE EXCENTRIQUE, et notamment de celle que j'ai nommée *vie* de l'ESPÈCE, s'y font-ils moins ressentir, comme les FACULTÉS *brillantes* et *affectives* qui appartiennent à la portion intellectuelle et sentante de notre *être*, y scintillent d'un éclat

moins vif, et s'y font remarquer, s'y ex-
priment avec une plus tiède expansion.

L'Alimentation, dans ces deux cas, avec
les réserves qu'exigent l'âge, le sexe, les
tempéramens, les professions, doit donc,

Les vies, organique ou *végétative*, animale ou de *relation*, et de l'espèce ou *communicative*, ne sont point dans les mêmes proportions, en quelque sorte, dans tous les *climats*, et, par conséquent, dans toutes les *saisons*. Elles sont en équilibre dans les climats tempérés ;* la *vie intérieure* domine dans les climats plus froids, et la *vie extérieure*, dont la *vie* de l'*espèce* n'est en quelque sorte qu'une extension, est prépondérante dans les climats plus chauds. Mais comme la vie intérieure ou organique est le *radical*, l'aliment de la vie extérieure ou animale, plus celle-ci consume, moins est grande la somme totale de la vie : c'est ce qui a lieu dans les régions très-chaudes. ** Il y a moins de vie également, et ici je prends la vie dans toute son extension, comme je viens de le prendre pour les régions très-chaudes ; il y a, dis-je, également moins de vie dans les régions très-froides, mais par une raison contraire à ce qui a lieu dans les pays très-chauds : dans ceux-ci la vie est moindre, parce

* Sans qu'il soit nécessaire d'adjoindre à chaque instant le mot *saisons* au mot *climats*, il est entendu, dans le *texte* comme dans la *note*, que ce qui se dit de ceux-ci doit s'entendre dans le même sens de celles-là.

** Serait-ce un *paradoxe* que d'avancer que le *tatouage* chez les habitans de la zone torride et des peuples nus est, chez eux, dans l'intention instinctive de s'opposer à la trop grande évaporation de la vie. Les peuples polaires s'oignent aussi d'huile, dans la vue, probablement, de retenir leur chaleur interne et de s'opposer à l'action du froid.

par la *quantité* et la *qualité* de ses matériaux, offrir plus de *résistance* aux *forces*

qu'elle s'évapore, en quelque sorte; dans les contrées
boréales, elle est moindre, parce qu'elle est refoulée à
l'intérieur, et forcée, pour ainsi dire, dans ses derniers
retranchemens. Aussi n'y a-t-il probablement aucun être
vivant sur les pôles. Les habitans du Spitzberg, les
Groënlandais et les Lapons sont petits, trapus, parce que
chez eux la vie intérieure ne peut assez irradier pour
former des organes étendus. Le reste de la nature vivante,
dans ces contrées glacées, participe au rabougrissement
de l'homme, et elle est peu riche en productions, puisque le renne n'y trouve à broutter qu'un lichen insipide.
En Norwège, en Suède, en Russie, dans les Iles Britanniques sans doute, et surtout en Écosse, la vie,
considérée en somme, a toute son énergie; mais la vie
intérieure prédomine; la vie extérieure dépense moins.
Aussi vit-on plus long-temps dans ces contrées, ainsi
que dans toutes celles qui leur ressemblent par la température: dans les pays de montagnes, par exemple,
fussent-ils sous la zone torride. En France, dans l'Allemagne méridionale, en Hongrie, etc., la vie intérieure
et la vie extérieure se contre-balancent, sont en équilibre
en quelque sorte: aussi, pour la durée de la vie, pour
les facultés physiques et morales, y tient-on le milieu
entre les habitans des pays qui sont plus au nord et plus
au midi. En Espagne, en Italie, en Turquie, etc., la
vie extérieure prédomine: aussi ces contrées sont-elles,
ou doivent-elles être la patrie des beaux-arts, de la
musique, de la poésie, de la peinture, comme le nord
est la patrie de la philosophie, mais dans toute sa rudesse:
tandis que les Français la parent des charmes de l'ima-

digestives, qui, alors, ont peu besoin, ou,
selon ma manière de sentir, n'ont nulle-

gination. L'*amour*, qui appartient plus qu'à la vie extérieure ou animale, puisqu'il est l'occasion et le père de
nouveaux êtres, engendre la jalousie, qui devient quelquefois féroce dans l'Europe méridionale et le nord de
l'Afrique; en France, il s'offre sous l'aspect de l'aimable,
mais non point criminelle galanterie; il est froid dans les
contrées du nord et y devient presque un devoir. Il est
plus précoce dans le midi, et les femmes y perdent la
faculté d'être mères, lorsqu'à peine celles du nord ont
commencé à jouir de cette prérogative. Sous la zone
torride, les organes de la vie extérieure, malgré le
tatouage de ses habitans, paraissent laisser échapper
avec tant de rapidité les influences de la vie intérieure,
que les indigènes rarement disséminés de ces contrées
sont presque étrangers à toutes les productions qui
caractérisent l'intelligence et l'activité humaine (ce qui
doit être également dit, mais par une raison contraire,
comme nous l'avons ci-dessus exposé, des habitans des
régions polaires). Aussi stupides, en quelques sorte,
que les *magots* qui peuplent leurs forêts, les peuples
des zones brûlantes semblent destinés à la servitude.*

* On ne doit point conclure de là que l'on soit autorisé à réduire
les Nègres en esclavage et à les sacrifier, ainsi que de vils troupeaux
de bœufs, à l'exploitation des colonies, ainsi que le font les antro-
pophages européens. Sans Nègres, me disent-ils, vous n'aurez ni
coton, ni cochenille, ni cacao, ni sucre, ni café, etc.... Gardez,
gardez vos présens affreux, tous dégoûtans du sang des hommes !..
des hommes !.. Oui, les Noirs sont des hommes comme moi....
ils sont de mon espèce : quoi qu'en puissent dire quelques physiologistes délirans, hommes de génie d'ailleurs, l'infortuné Alphonse
Leroi, dont je respecte d'ailleurs les qualités du cœur. C'était un

ment besoin d'*adjuvans* .. Du moins ceux-ci
doivent alors être très-étendus, puisque

' Il n'est point de pays où cependant on abuse plus
des liqueurs spiritueuses, les premiers, les plus dangereux des adjuvans, que dans les pays du nord; et il
n'en est point où, en général, elles soient plus pernicieuses. Sans doute que l'état de civilisation parfaite des
nations du midi et du centre de l'Europe, et les forces

élan bien digne de la philosophie pure, mais non point hypocrite,
à arrière pensée, oblique, comme chez les marchands, nos voisins;* de cette philosophie qui tient aussi quelque place dans le
cœur; c'était, dis-je, un élan bien digne de la philosophie, que
celui qui fit proclamer la liberté des Noirs : mais il fallait que
l'enthousiasme qui dicta cette déclaration à jamais honorable
pour ceux qui la firent, ne laissât point oublier les précautions
qu'il était nécessaire de prendre, pour rendre graduellement et
sans secousses à leurs droits, les indociles enfans de la nature;**
ou si l'on craignait leur vengeance inévitable contre leurs impla-
cables oppresseurs, il fallait que vos vaisseaux les portassent sur le

* Il est ici question de NATIONS *qui ont le cœur dans la tête*, et non
de PERSONNALITÉS.

** Quoiqu'insecte, et quelque peu comptable que je sois dans ces
matières, comme dans le reste des affaires de ce monde, je dois dire
ici cependant, puisque j'en ai amené l'occasion, que je ne suis point
de ceux qui crient: *Périssent les Colonies plutôt qu'un principe!* Il
peut être juste, il est vrai, que le *principe* doive un jour avoir sa conséquence : mais, dans toutes les affaires de la vie, et de gouvernement
surtout, il est convenable, nécessaire, qu'on n'arrive là qu'avec prudence et graduellement. *Cent mille hommes* sous la verge nécessaire
de *dix mille* ne peuvent être immédiatement émancipés, sans la
ruine et le massacre du petit nombre, et nous en avons vu l'épouvantable expérience! C'est donc à la prudence de la *Métropole*, aux
concessions raisonnables des *propriétaires*, des *Colons*, des *Créoles* :
mesures dont la recherche et l'indication ne sont point de ma compé-
tence, et, surtout, de cet *écrit*, à atteindre, après de longs jours, au
but d'humanité que la philosophie, la philanthropie et la charité prescrivent.

9..

purs, ils pourraient déterminer une irritation inflammatoire gastrique, ou une in-

nombreuses et régulières qu'elles entretiennent pour leur défense, empêchent les irruptions, si fréquentes autrefois, de ces nuées d'enfans du nord, qui venaient fondre, en torrens dévastateurs au sein de l'Angleterre, de la France, de l'Italie, etc.; mais il ne serait, peut-être, ni ridicule, ni paradoxal d'avancer, que l'abus énorme des liqueurs alcooliques dans les contrées boréales, a mis ordre, en quelque sorte, à ce que ces contrées ne fussent plus trop resserrées pour leurs habitans. Il est juste, cependant, d'observer que les habitans du nord ne sont

sol que, libres, ils foulaient autrefois...* Hommes indolemment cruels, qui savourez avec délices ces productions de la zone brûlante, qui, avant d'arriver jusqu'à vous, ont coûté tant de larmes et la vie à tant de malheureux! Si tout cela est devenu nécessaire à votre luxe; que ce soit, du moins, des mains libres qui vous le procurent. Dites à ceux que vous vous étiez arrogés le droit de faire esclaves: « La nature vous a façonnés pour ces climats en-»flammés. Nés sous un ciel paisible, celui de la zone torride »nous dévorerait bientôt, si, soumis à son influence, nous nous »livrions à des travaux pour vous faciles et sans danger. Voici votre »salaire et celui des compagnons qui, des plages africaines, vien-»dront librement partager vos fatigues... » Alors, Européens, vous pourrez satisfaire sans remords les besoins factices que vous imposèrent les productions du midi des deux mondes.

Je suis indirectement conduit ici à jeter un coup-d'œil sur une

* On voit que tout cela est de la déclamation tant soit peu ronflante et qui sent son amplification de rhétorique. On sait que les Africains vendus comme esclaves étaient, en général, loin d'être libres chez eux, puisqu'ils y étaient déjà prisonniers de guerre; que leurs propres parens les livraient quelquefois, et que leur *destin*, dès-lors, comme disait *Napoléon*, pouvait être meilleur en Amérique que chez eux. Mais ce n'est point là une raison de ne point cesser graduellement de les *traiter* comme des *Nègres*.

flammation générale : sorte d'irritation
qui appartient à ces *saisons* et à ces *climats*.

plus des barbares; que plusieurs peuples de ces régions
sont autant civilisés que ceux du centre de l'Europe, et
que les autres marchent rapidement à une civilisation
parfaite. Du reste, c'est aux habitans des contrées sèches
et froides du nord que les liqueurs spiritueuses sont
funestes, quelque résistance que la force de leur constitution apporte pendant quelques années à l'abus qu'ils.

question que je ne veux pas laisser échapper : Les hommes croient
pouvoir disposer juridiquement de la vie de leurs semblables!....*
De qui tiennent-ils le droit d'anéantir ce chef-d'œuvre de la nature,
qu'ils n'ont point fait, dont ils ignorent le sublime mécanisme , et
qu'ils ne sauraient rendre à l'être! Pendant toute la suite des temps,
le flambeau de la vie n'éclaire qu'une fois , qu'un instant, l'être
qu'il anime: et cet inappréciable bienfait, l'Indien craint de le
ravir au plus imperceptible animalcule, à l'atôme qui se meut,
qui, à la vérité, évite par instinct ce qui peut le détruire, mais
qui, enfin, ne sait pas ce que c'est que la DESTRUCTION : et l'homme
ravirait l'EXISTENCE à l'homme qui sait ce que c'est que la MORT , et
qui, lorsqu'il a vécu.... c'est pour toujours!!! D'ailleurs , le juge
peut se tromper: il s'est trompé!!!.... et son erreur, quand il a
frappé, est irréparable!... Priver de sa liberté, séquestrer de la
société l'homme qui s'oublie à l'égard de son semblable, c'est là
la seule peine que ma raison et ce que je sens me disent devoir
être infligée dans une confédération sociale. C'est dans les rangs
ennemis que la mort peut voler d'une manière légitime, puisqu'il
semble que les guerres soient un mal nécessaire. Mais c'est surtout
à celui qui veut nous la donner d'une manière imprévue, qu'il est
permis de donner la mort. La prononcer froidement ! Cet arrêt

* On croit devoir prévenir que, pour éviter toute allusion aux
circonstances présentes (octobre 1830), ceci a été écrit en 1829, et,
peut-être , antérieurement. Je ne pille dans cet ouvrage ni les sentimens, ni les idées de personne: je dis ce que je conçois et ce que
j'éprouve.

Régime dans les pays chauds,

La VIE est EXCENTRIQUE dans les RÉGIONS et les SAISONS CHAUDES : l'ESTOMAC y a *peu d'éner-*

font de ces liqueurs.* Elles sont nécessaires, ou, du moins, utiles, prises avec modération, aux habitans des contrées froides et humides. J'en donnerai la raison dans la suite de mon texte.

qui, toutefois, ne s'attaque point au JUGE qui doit obéir, au LÉGIS-LATEUR qui doit venger la société, fait horreur à la nature.

Ces ÉLANS, en faveur de l'humanité sainte, doivent être considérés comme nés dans le vague des temps, et n'ayant trait à aucune époque déterminée. Produits par la raison et le cœur de l'homme en général, c'est en général qu'on doit juger de leur valeur, en ne tenant nul compte de l'individu qui les laisse échapper. Cette considération abstraite bien conçue pour l'honneur de l'impartialité de ceux qui apprécieraient ces assertions, je reviens par deux mots sur celui qui en est l'auteur. On pourrait dire, en partie, du moins, des notes actuelles :

Sed non erat hic locus.

Fort bien : mais j'ai voulu que ce dépôt des sommités de mon mince savoir fût aussi celui de mes sentimens. Et, d'ailleurs, le bien-être des hommes, sous quelque point de vue qu'on le considère, ne ressort-il point du médecin philosophe, ou qui, du moins, veut l'être ?.... Au reste, ce que je dis, et, ce qui doit sans doute être tû, de la suppression de la peine de mort, est de la spéculation, de la philanthropie : le salut de la société est la loi suprême. Reste donc à voir si ce salut pourrait également résulter de la séquestration. Quoi qu'il en soit, la considération philosophique n'en reste pas moins indépendante dans sa valeur, loin d'être une absurdité.

* J'ai connu, entr'autres, ici, deux jeunes Anglais, un capitaine d'infanterie et un docteur, de la plus belle espérance, qui, dans un château voisin, se sont tués en deux ans, *inter Venerem et scyphos.* Ils ont fait, pendant ce court intervalle, buvant l'eau-de-vie comme de l'eau, la petite fortune du cabaretier du lieu. Le docteur a hâté sa fin par un coup de pistolet. Quant au capitaine, enflé

gie et répugne même au *régime animal* qui, cependant, semblerait devoir lui donner moins de travail, et par la solubilité plus facile de ses ingrédiens, et parce qu'il paraît plus approprié à notre nature. Mais l'homme est, en quelque sorte, déjà trop animalisé dans cette double circonstance; il y tend trop, comme on disait autrefois, à l'*alkalescence*, à l'*adynamie*, à la *putridité* (je suis fâché de ces assertions surannées); il y est trop, ou il tend à y être *trop azoté*. Aussi faut-il que le RÉGIME s'oppose à cette tendance, quitte à suppléer à la moindre activité des *forces* digestives, et à aider leur travail sur des substances moins solubles, moins en rapport avec nous, par l'*arsenal condimentaire* qui est bien fourni dans ces climats et ces saisons. Le régime y roule donc sur les viandes légères, et presque exclusivement sur l'alimentation végétale muqueuse, acidule, anti-bilieuse; et c'est en effet celui auquel on est instinctivement porté et qu'on pratique dans ces

en général, et les saisons qui leur correspondent : d'ailleurs, plus franchement tonique dans les pays chauds et humides ; tonique et acidule dans les pays chauds et secs.

comme une barrique, je le trouvai, quelques jours avant sa mort, gai comme pinson, narguant la médecine, et muni dans son lit d'un pâté de M. Darquer et d'une gourde qu'il caressait de temps en temps, au lieu de tisanne.

saisons et ces contrées. Aussi, sans parler
du régime féculent, végétal, modérément
animal du moins, de l'Espagnol et de l'Ita-
lien ; de la sobriété de l'Égyptien, de
l'Arabe, etc., on sait que les paisibles In-
diens s'abstiennent, par religion, de ce
qui a vécu pleinement, c'est-à-dire, de
toute substance animale; comme les préceptes de la même source orientale, mais
ayant Dieu même pour auteur, interdi-
saient aux Hébreux l'usage, du moins, de
certaines viandes que les influences de ces
contrées ardentes, jointes à la moindre
activité des forces digestives, rendaient
malsaines et de difficile solution. En avan-
çant plus au midi encore, sous la *zone brûlante*, on sait que la gomme que fournit un
mimosa dans le centre de l'Afrique, sert,
au besoin, quelquefois seule, de nourriture aux Nègres, dont les caravanes, dans
leurs longues traversées, apportent cette
production végétale aux comptoirs européens; et il n'est pas jusqu'à l'animal patient qui leur sert de bête de somme dans
leurs excursions de long-cours, qui ne soit,
en quelque sorte, le symbole et l'emblème
de la sobriété. *Pythagore* n'a donc eu besoin

que de suivre l'impulsion de la nature
pour établir dans l'orient le régime qui
porte son nom, et la *Religion*, dans ces
pays, n'a dû, en quelque sorte, que s'associer à cette impulsion, pour en faire un
devoir. Aussi, est-ce de l'*orient d'été*, selon
l'expression d'*Hippocrate*, que nous viennent nos *abstinences* et nos *carêmes* qui, dans
la nuit des siècles, en dehors du *christianisme*, et (bien long-temps avant son établissement, mais la religion les ayant
sanctifiés pour nous de son auguste sanction) ont été, et sont rigoureusement
observés dans ces contrées, et que suppor-
tent difficilement nos estomacs chauds et
carnassiers du nord. Peut-être cette difficulté de l'*abstinence*, cette carniphagie, a-
t-elle contribué pour quelque chose, plus
que la *continence* recommandée et prescrite
en certains cas par la *discipline* de l'*église*,
et qui semble plus facile dans les régions
du nord, d'après ce que nous avons précédemment établi; peut-être, dis-je, cette
difficulté de l'*abstinence* a-t-elle contribué
pour quelque chose, sans qu'on se l'expli-
quât, à ce que, quoique pour cela la
chose n'en soit point excusable, les ha-

bitans de ces derniers pays se soient séparés de la souche primitive du CHRISTIANISME. [1]

Les VINS généreux, le *café*, les *condimens*

[1] La *note*, ou ALLOCUTION suivante, n'est point étrangère à mon sujet. Elle tient, loin de là, à la HAUTE HYGIÈNE, à laquelle, pour son maintien dans ces temps de *tiédeur*, et pour sa propagation, la RELIGION, en ce qui ne tient qu'à la *discipline*, doit peut-être faire quelques concessions :

Pourquoi donc les *hommes* du *nord* se sont-ils séparés de nous ? C'est parce qu'ils ont l'*estomac chaud*, qu'ils aiment à faire tous les jours leurs quatre repas, et à se gâver perpétuellement de *rost-bœf*. Mais qu'à cela ne tienne : l'ÉGLISE qui existait avant leurs RÉFORMATEURS, est une MÈRE indulgente, et, quoiqu'ils en disent, un peu PHILOSOPHE aussi ; et elle se contentera de leur demander qu'ils se bornent, les *vendredis* seulement, au *saumon* et au *stoc-fish*, et, pour le CARÊME, de les renvoyer aux MANDEMENS de l'indulgent *épiscopat français*. Ils ne veulent point de CONFESSION, parce qu'ils n'aiment point à conter leurs *fredaines*. Mais cette institution, même humainement parlant, est la plus grande *sauve-garde* des mœurs et même de la *santé*, surtout pour l'*âge* de l'effervescence ;* et les NORD-MANS sont trop réfléchis pour ne point procurer, avec leur *salut*, ces

* Seulement, les jeunes confesseurs doivent être prudens, et, par un zèle inconsidéré et étourdi qui appartient à leur âge et à leurs fraîches leçons du séminaire, ne point apprendre à la jeunesse ce qu'elle ne sait pas : car de-là peuvent naître de bien déplorables, d'irréparables conséquences. Cette remarque est de *de la plus haute hygiène.*

les plus puissans, appartiennent aux contrées méridionales et torrides. La *nature*

avantages, et à *eux-mêmes*, et à leur *progéniture.* Si le
GRAND FRÉDÉRIC eût eu l'habitude de la *confession*, il ne
se fût pas permis, au rapport de *Voltaire,* qui ne se con-
fessait pas non plus, de dîner, lui et ses convives,
en face d'une PRIAPÉE. Nos *Landsmans* ne veulent pas
de PURGATOIRE et d'*indulgences :* le *purgatoire*, selon
eux, est la MARMITE des *curés*. Qui leur a dit cela? l'É-
GLISE, de temps immémorial, ne fait-elle point des *prières*
expiatoires (le PAGANISME en faisait bien!) pour les FIDÈLES
qui ont quitté cette vie de misère? Prie-t-on pour ceux
qui sont en *paradis* ou en *enfer* ? Eh! qu'y a-t-il de plus
consolant et de plus doux que de prier, que de s'abstenir
pour la délivrance de nos *frères,* que quelques taches
encore, qui demandent une passagère expiation, re-
tiennent (gémissant loin de nous et réclamant notre
assistance) sur les bords du fleuve qui les sépare de la
terre d'ÉTERNELLE FÉLICITÉ;* et qui, à leur tour, dans ce
séjour d'ineffables délices, ne cesseront de prier pour nous!
Nos *chrétiens évangéliques* disent que nous sommes des
IDOLATRES! Ils en ont menti, et ils le savent bien : nous
n'adorons que DIEU seul, et nous prions les *saints,* ou
directement, ou devant leurs *reliques* ou leurs *images,*
pour qu'ils intercèdent auprès de DIEU, pour nous, par
son FILS. Enfin (et je dois laisser, ici surtout, le ton
irrespectueux peut-être: ce ton n'est point dans mon
cœur;) enfin nos FRÈRES *dissidens* rejettent la *réalité,*

---

* On pourrait, peut-être, voir ici une allusion mythologique ;
ce n'est point là mon intention. Si telle elle était, elle serait plus
que profane. Je n'ai prétendu que donner une image, qui ne peut
être que vaine, de ce qu'ici-bas, il ne nous est point donné de concevoir; *nec oculus vidit, nec auris audivit,* etc...

ne se contredisant pas, faisant tout pour
un but, on pourrait avancer et soutenir

et la *réalité* sans cesse renaissante dans le SACRIFICE que
CHRIST, suivant leur langage, donna et donne en nourriture à ses disciples et à ses *fidèles*, sous les apparences
du pain et du vin (chacune de ces espèces contenant
cette *réalité* tout entière, ou, plutôt, étant entièrement
convertie en elle) ; ils rejettent, dis-je, la *réalité* (quelques-uns ne l'admettent qu'au moment de la *préhension*,
communion), tandis que les PAROLES *sacramentelles* que,
par *vénération*, je m'abstiendrai d'exprimer, sont tellement positives, que le sens que l'ÉGLISE UNIVERSELLE
avec laquelle son DIVIN FONDATEUR a promis d'être jusqu'à la CONSOMMATION des *siècles*, ainsi qu'avec le CHEF
VISIBLE qui la préside : *tu es Petrus*, etc., est celui que
la conviction la plus irréfragable doit lui attribuer.*

Allons donc, *mes frères*, pourquoi, d'après les considérations précédentes, tarder davantage à revenir à nous?
Croyez à l'ÉGLISE et à son *chef :* puisqu'ils étaient avant
nous. Priez vos *protecteurs* dans le *ciel ;* priez les même
devant leurs *images* et leurs *reliques :* mais priez-les pour
qu'ils prient pour vous. Priez pour vos *parens* et *amis ;*
priez pour vos *frères* défunts. La chose est si naturelle et
si douce! Gagnez même des *indulgences* pour eux et pour
vous : on ne les vend plus maintenant; et, d'ailleurs,
cette rétribution était pour le bien, pour l'avantage de
l'ÉGLISE universelle. Allez à *confesse :* un peu de honte
est bientôt passé. Quant à votre PLUMB-PUDDING, à votre
beef-steck et à votre cher *rost-beef*, l'ÉGLISE aura pitié

---

* Je ne suis point *théologien;* je suis *ouaille*, et je puis être
inexact, errer même dans une matière aussi grave, quoique je
veuille y défendre l'*orthodoxie : credo.*

que ces *adjuvans* toniques et incandescens
sont là nécessaires, pour , par leur usage ,

de vos estomacs : vous ne pouvez, on le sait, transis
par vos *frimats*, vivre seulement de *vermicelle* et de *ma-
caroni*, comme les *lazzaronis* napolitains, et encore moins
de *racines* et d'*herbages*, et même de *dattes* et de *figues*,
comme les *anachorètes* de la THÉBAÏDE. Allez à la MESSE :
Henri IV y alla bien ! Pouvez-vous être en meilleure
compagnie ! *Votre* CALICE est peut-être assez indifférent :
mais je ne sais trop si *Christophe* COLOMB avait découvert l'AMÉRIQUE lorsqu'on vous présenta ce calice pour
la première fois. Enfin, *mes frères*, je ne suis point
votre JUGE : mais faites tous ces choses : *hæc facite*, et
ce faisant, ce qui suppose, d'ailleurs, les bonnes œuvres
et la PERSÉVÉRANCE, vous obtiendrez certainement la
VIE ÉTERNELLE que je vous souhaite, etc.

On verra, j'espère, un badinage, quoiqu'il puisse avoir
quelque réalité, dans cette boutade. Je suis le plus tolé-
rant des hommes , et je ne le suis point seulement en
paroles.

Cette note, comme je l'ai déjà dit, est loin, dans une
de ses portions du moins, d'être étrangère à l'*hygiène*.
Quant à ce qu'elle peut offrir de purement religieux,
on en a vu le motif dans mon Avant-propos, et on
verra ultérieurement l'application de ce motif. Cette
application peut même avoir lieu déjà dans les *remarques
terminales* suivantes qui n'ont qu'un rapport moral éloigné avec cet ÉCRIT, mais qui se rattachent à la note
qu'on vient de parcourir. Ces remarques sont philoso-
phiques , mais d'une philosophie soumise ; et la médecine appartient à la philosophie :

ajouter à l'*activité* de l'estomac, dont la *réaction* a peu d'énergie sous les *influences*

Tout fidèle doit croire aveuglément ce que ses PAS-TEURS, parlant au nom de l'ÉGLISE, lui enseignent. Cependant (et ceci est même la conséquence de ce que je viens d'énoncer), je me permettrai l'humble observation qu'il serait à désirer, pour faire taire l'INCRÉDULITÉ, et lever les scrupules de la *dissidence examinatrice*, que : 1° les COMMENTAIRES des LIVRES SAINTS, ouvrages, jusqu'ici, de graves, saints ou savans personnages, mais isolés (dignes, toutefois, malgré cet isolement, de toute notre confiance et de toute notre vénération, par leurs lumières et, en quelque sorte, leur inspiration, puisque beaucoup d'entr'eux se rapprochent du berceau du *christianisme*), fussent révisés, sanctionnés par l'*infaillibilité* de l'ÉGLISE, si mieux il n'appartenait à un *concile assemblé* de refaire entièrement ce travail, qui, dès-lors, serait irréfragable; et 2° que l'*auguste* ASSEMBLEE de l'ÉGLISE réformât, extirpât, proscrivît radicalement des *légendes* et même des *habitudes* populaires (estimables toutefois par les pieuses illusions, si l'on veut, qui s'y attachent, et à la place desquelles la *philosophie* MÉCRÉANTE ne met que son *aridité* et son *néant*), tout prodige, toute assertion, toute idée de mystique influence, qu'elle ne jugerait point mériter sa vénérable sanction, et qui prêtent à la malignité de ces *esprits* qui se croient *forts*, tandis qu'ils ne sont que *misère*; qui, dans leurs salons dorés, se gobergent en chantant leur

Quid sit futurum cras, etc.;

et de *ceux*, que je suis loin de confondre avec les premiers, mais qui prennent prétexte de ces choses in-

australes; ' pour *fixer* au dedans, chez les habitans des contrées qui reçoivent ces in-

expliquées ou à rejeter, pour s'être séparés de nous. C'est ainsi que l'Église ferait *baisser* le *front* à ce siècle *frondeur* qui se dit orgueilleusement le *siècle* des *lumières: subditissimus Ecclesiæ filius.*

Je sais que ces sortes d'homélies ne sont plus guère de saison par le temps qui court, et que surtout elles ne paraissent point de mise dans un ouvrage de médecine. Mais j'étais dans la situation de l'abbé de Vertot, lorsque j'ai dû livrer mon manuscrit à l'impression : *mon* siége était fait. Toutefois dans la note dont la tirade précédente forme une appendice, mon intention peut avoir été d'éclairer le *prosélytisme* par des considérations de haute *hygiène;* et sous ce rapport, on voit que la première portion, du moins, la portion principale de cette note peut ne point être étrangère à mon sujet.

' Les habitans des pays chauds, de la zone torride surtout, perdant beaucoup au dehors, ont peut-être besoin des épiceries et des boissons actives, pour *fixer*, clouer la vie au dedans, et l'empêcher, en quelque sorte, de s'évaporer. Ces condimens ont d'autant plus d'activité, d'ardeur en quelque sorte, que les climats sont plus énervans sous le rapport de la température à laquelle sont soumis les hommes qui en reçoivent l'influence. Les acides végétaux puissans sont aussi de ces climats. Outre que, par leur action tonique à leur manière, ils fixent aussi l'action au centre : ils neutralisent, par leur action sédative l'action vitale *excentrique* à laquelle, dans ces *contrées*, et d'ailleurs, dans les saisons qui leur correspondent, l'économie est perpétuellement en proie.

fluences, rendus indolens par leurs pertes excentriques journalières, les forces qui tendent perpétuellement à s'échapper au dehors, surtout si ces climats (et on doit en dire autant des saisons,) sont chauds et humides ; parce que, dans ces circonstances, outre que ceux qui les éprouvent sont déja plus lourds, plus flasques (flau des Picards), plus apathiques, plus adynames (si on veut me permettre de forger ce terme expressif), par la rétention à la superficie, et dans les pores, en quelque sorte, de la

Mais l'usage de ces acides doit être prudent : on doit les mitiger, le plus souvent, par le mélange du corps sucré et des excitans diffusibles. Quant aux *condimens* proprement dits, et leur activité croissante, et *vice-versâ*, selon les *climats*, on sait que sous l'ÉQUATEUR se trouvent les *épiceries*; sous les TROPIQUES, le *café*; dans l'EUROPE MÉRIDIONALE, les *vins liquoreux* et alcooliques ; en FRANCE, des *vins* simplement *toniques*; chez les FLAMANDS, la *bière* ; et si quelquefois, ils y associent l'*ail* et la *ciboule*, ainsi que le font aussi les ARTÉSIENS, c'est par une erreur de souvenir du sobre ESPAGNOL, autrefois possesseur de ces *provinces*, qui raffole de ce légume bulbeux, plus savoureux chez lui, plus savoureux encore en ÉGYPTE, et que regrettait l'*Hébreux* dans sa pérégrination vers la TERRE *promise*. Selon ma courte vue, il est facile, d'après cette énumération, de faire l'application des causes finales, auxquelles je puis croire. Tout le monde n'y croit pas : des goûts et des couleurs on ne peut disputer.

matière de la transpiration et de la sueur que l'atmosphère saturée d'humidité ne peut dissoudre, cette humidité ambiante en contact avec celle qui recouvre la peau, accroît, augmente indirectement l'indolence, en servant de *conducteur à l'aura*, à l'*électricité*, à l'*éther*, aux *émanations* subtiles de la vie, qui (si on veut les substituer à ma *réaction vitale*, à laquelle je ne tiens pas plus qu'à tout autre représentant artificiel d'un inconnu, non plus que, sans comparaison, un *homme célèbre*, ne tient, sans doute, à sa *chimie vivante*,) ont besoin, dans les influences atmosphériques que je signale, d'être toniquement fixées par les acides énergiques et par les toniques incandescens, selon les cas de chaleur sèche ou humide (les toniques, proprement dits, devant dominer dans ce dernier cas), dans les foyers d'où elles doivent répandre, avec parcimonie, leur influence dans le reste de l'économie.

Quant aux sᴀɪsons et aux ᴄʟɪᴍᴀᴛs ꜰʀoɪᴅs et ʜᴜᴍɪᴅᴇs, on ne peut nier que le ʀᴇ́ɢɪᴍᴇ des *climats chauds* et *humides* n'y soit en partie applicable. Il est celui du *mol Hollandais*, comme des habitans des rizières de la

Régime dans les saisons et les climats froids et humides.

Lombardie ; de l'Égypte et du Bengale, après les inondations du Nil et du Gange ; des bords du Mississipi, de l'Orénoque et du fleuve des Amazones. Il est, du reste, le régime recommandé pour le tempérament pituiteux, qu'il engendre.

ARTICLE SIXIÈME.

Régime suivant les Maladies.

Nous l'avons dit dans notre *Dissertation inaugurale*, 1804, et nous en avons déjà fait la remarque dans le présent *Opuscule*, les MALADIES pourraient être considérées comme des aberrations, le plus souvent en excès [1], de la vie, dont les TEMPÉRAMENS feraient les titres. Alors, le *régime* indiqué, si toute-

[1] Les MALADIES ne sont-elles point *toutes* des *aberrations*, en EXCÈS, de la *vie* : que cet excès soit *général*, ou *localisé?* Il y a plus de trente ans que j'ai conçu cette idée, qu'elle m'obsède et que, je l'avoue, je me conduis à-peu-près en conséquence de cette préoccupation. Comment, en effet, concevoir une maladie (du moins dans le *système solidiste*) sans qu'il y ait *affection* d'un solide ? et comment concevoir cette affection d'un solide, sans qu'une *irritation* ne le circonvienne? *irritation* qui va croissant d'abord, qui arrive ensuite graduellement à son *summum*, et qui décroît ensuite si la solution de la maladie est favorable.

fois la *diète* n'y doit point être absolue, serait celui recommandé dans les *tempéramens*
auxquels les maladies observées correspondent.

Le RÉGIME dans les *maladies* franchement
sanguines, angioténiques, comme on le disait autrefois (et cet autrefois date à peine

Régime dans les maladies correspon-dantes au tempéram^t sanguin.

Mais les solides sont-ils exclusivement le *siége* de nos
maux? et cette immense portion de notre être physique,
les *humeurs*, n'en sont-elles point quelquefois le foyer?

Et le *principe* de la *vie*, quel qu'il soit, n'est-il point
quelquefois *altéré* par des causes *virulentes* qui alors seraient loin d'être celles d'une *irritation*?

J'établirai ultérieurement quelques réserves sous ces
divers rapports.

Et, d'ailleurs, s'il n'y a qu'*irritation* dans nos maux,
notre *thérapeutique* séculaire n'est rien; elle est pire que
rien : elle est pure charlatanisme. La *médecine*, comme
science, est *sublime*; comme *profession*, elle est une *duperie*;
elle serait même un *crime* pour qui voudrait la faire paraître *pratiquement* quelque chose; et toutes les *productions actives* de la nature, que l'*art* toutefois peut réduire
à quelques élémens, dans leur immensité, sont un *non-
sens*, une erreur, une superfluité de cette bonne mère,
à moins qu'elles ne servent uniquement à la *médecine* de
révulsion : car en y joignant les *règles* de l'*hygiène*, comme moyens toujours indispensables, les citrons, l'eau
d'orge, la lancette et les sangsues, suffisent à la *médecine
directe*. Ces moyens simples peuvent contenter le *médecin
philosophe*; mais ce n'est point là ce qui éblouit le *public*,
et lui fait délier les *cordons* de sa *bourse*.

de trente ans); les phlegmasies, les hémorragies dites *actives*, sera sédatif, muqueux, gélatineux.

Régime dans les maladies correspondantes au tempéram^t bilieux.

On ne peut nier (ce serait nier l'évidence) qu'il n'y ait des maladies (sanguines, d'ailleurs, si vous voulez,) qui offrent un caractère *bilieux*. Le *régime* y sera humectant, acidule.

Au tempéram^t pituiteux.

N'y a-t-il point des *phlegmasies* plutôt *muqueuses*, en quelque sorte, que *franchement inflammatoires*, purement angisténiques et *bilieuses*; inactives, lentes, en quelque sorte, à raison du tissu principalement affecté, quoiqu'au nombre, toutefois, des maladies aiguës; *lentes*, comme le *tempérament* qui les représente; caractérisées par l'excrétion incommode, abondante, longtemps continuée du fluide que sécrètent les membranes, le système des membranes qui en sont le siége? Mais enfin, ce sont des *phlegmasies*; elles en subiront le *régime*. Seulement il serait bon, je crois, que ce *régime* devînt graduellement un peu tonique, à mesure qu'elles approchent de leur équivoque et interminable convalescence.

Au tempéram^t mélancolique.

Selon notre manière de voir, le *tempérament mélancolique* n'en est peut-être point un : il signale le commencement, l'existence même d'une *maladie*, ordinairement l'*hypochondrie*. Nous avons d'ailleurs indiqué le *régime* de celle-ci, en parlant de celui qui convient au tempérament dit mélancolique.

Le *tempérament nerveux* est peut-être déjà une *névrose*. Il est du moins placé, par les *nosographes*, comme indicateur des *névroses* : collection indigeste d'affections maladives, dans laquelle la médecine d'*irritation*, même sanguine, veut puiser largement, pour accroître son domaine. Du reste, en général, le *régime* des névroses est sédatif, délayant, muqueux, analeptique.

Est-ce un *tempérament* que celui qu'on nomme *athlétique*? n'est-ce point une *constitution* qui peut être acquise? Du reste, les maladies qui lui correspondent doivent être violentes, et le régime qui leur convient doit être, selon les cas, celui des affections sanguines ou bilieuses.

La CONVALESCENCE décidée, le *régime* sera analeptique, et deviendra plus ou moins corroborant et tonique, suivant la nature et le caractère de la maladie à laquelle la convalescence aura succédé.

On n'a indiqué, dans ce court résumé du régime selon les maladies, que les tranches principales de celles-ci. Dans la THÉRAPEUTIQUE de détail, on pourra, à l'occasion, spécialiser davantage les indications du régime.

ARTICLE SEPTIÈME.

Concordance du régime selon certains groupes des circonstances qui viennent d'être examinées.

Nous avons considéré successivement le RÉGIME suivant :

LES AGES :
- l'enfance,
- la jeunesse,
- l'âge mur,
- la vieillesse.

LE SÈXE : la femme.

LES TEMPÉRAMENS :
- sanguin,
- bilieux,
- pituiteux,
- mélancolique,
- musculaire,
- nerveux.

LES PROFESSIONS : { qui exercent tout le corps, / qui n'exercent que quelques membres, / des gens de cabinet.

LES CLIMATS ET LES SAISONS : { froids, / chauds, / chauds et humides, / froids et humides.

La *santé* supposée, le RÉGIME doit avoir beaucoup d'analogie *dans* et chez :

La *seconde enfance* (l'enfant tout jeune en a un à lui qui a été exposé) : la femme sédentaire, le tempérament nerveux, l'homme de lettres ou de cabinet ;

La *jeunesse :* le sanguin, le bilieux, les pays chauds et secs où, comme nous l'avons dit, les *acides,* exclusifs pour les bilieux surtout de nos contrées, sont mariés aux *toniques incandescens,* pour les raisons exposées en son lieu, toniques incandescens, d'ailleurs, qui, pour les raisons aussi alléguées, sont plus exclusifs pour les pays chauds et humides. Du reste, cette théorie m'appartient et, dès-lors, peut être facilement combattue.

Age mûr. Je le place ici seul avec le régime qui lui a été assigné. Seulement, ce régime de l'âge de la *résistance* peut être

Age pour type.

plus ou moins modifié par les circonstances de tempérament, de profession, de climat. C'est à cet âge que, comme on dit, on peut être son propre médecin.

Le *vieillard* et le mélancolique.

La *femme sédentaire* : la seconde enfance, le tempérament nerveux, l'homme de lettres et de cabinet.

Le *sanguin* : la jeunesse, le bilieux même dont le régime, toutefois, doit être plus végétal et plus acidule; les pays chauds et secs, à l'exclusion, bien entendu, des condimens que peuvent exiger les régions incandescentes, pour aider et fixer l'action des forces digestives.

Le *bilieux* : comme le sanguin, avec les réserves qu'on vient d'indiquer.

Le *pituiteux* : la vieillesse, les professions qui n'exercent que quelques membres, les pays froids et humides, et même, quant aux toniques comme condimens, les pays chauds et humides.

Le *mélancolique* : la vieillesse.

Le *nerveux* : la seconde enfance, la femme sédentaire, l'homme de lettres et de cabinet.

Le *musculaire* : l'adulte selon les circons-

tances d'activité physique de celui-ci ;
l'homme qui exerce tout le corps, les pays
froids et secs.

Les *professions qui exercent tout le corps :* Professions pour type.
le tempérament musculaire, les pays froids
et secs.

Les *professions qui n'exercent que quelques
membres :* le pituiteux, les pays froids et
humides, et, sous le rapport condimentaire,
les pays chauds et humides.

Les *hommes* de *lettres* et de *cabinet :* la
femme sédentaire, le tempérament nerveux.

Les *saisons* et les *climats froids* et *secs :* le Saisons et climats pour type.
tempérament musculaire, les professions
qui exercent tout le corps.

Les *saisons* et les *climats chauds* et *secs :* la
jeunesse, le tempérament bilieux, quant
aux tempérans et acidules nécessaires à
la modération de l'effervescence excentrique de ces constitutions. Voyez ci-dessus
le paragraphe où la jeunesse est prise pour
type du régime dans les circonstances qui
lui correspondent.

Les *saisons* et les *climats chauds* et *humides :*
régime à lui. Tempérament pituiteux,
quant au régime condimentaire.

Les *saisons* et les *climats froids* et *humides :*

le pituiteux, les professions qui n'exercent qu'une partie du corps.

Cette *concordance* peut être pénible, diffile à établir; et, sans doute, elle est incomplète, fautive en quelques-uns de ses points. Quant à son utilité, et à l'importance, d'ailleurs, du *régime individuel*, on sait que le *père* de la médecine a dit : *neque considentiæ ad extremum ducendæ : periculosum enim;* et d'autre part : *Propterea etiam sanis périculosus est valde tenuis, ponderatus et exquisitus victus; quia delicta graviùs ferunt. Ob hoc igitur tenuis et exquisitus victus periculosus magis, quam paulò plenior.* Quoi qu'il en soit de la *règle* et des vers francais qui la traduisent et que je n'inscrirai pas, il est toujours bon de l'établir comme un *jalon* de conduite. Chacun en agira ensuite à ses risques et périls.

Nous n'avons point fait entrer le *régime* selon les *maladies*, dans cette *concordance*, parce que la maladie peut modifier l'individu et le réduire à son caractère : si cette modification n'a point lieu, ce régime sera celui de l'un ou de l'autre des groupes que nous venons de tenter d'établir.

Enfin, ce que l'on nomme le *tempéra-*

ment est, en général, attaché à *l'âge*, au *sexe*, au *climat*, à la *profession* même : mais il n'en est point toujours ainsi ; et ce *tempérament* doit toujours servir de boussole pour le régime, à quelque circonstance qu'il appartienne.

CHAPITRE DEUXIÈME.

CIRCUMFUSA,

OU DES CHOSES QUI NOUS ENTOURENT.

ENCORE UNE NOTE PRÉLIMINAIRE.

Jusqu'ici je crois avoir exposé beaucoup d'idées positives, qui, par conséquent, ne peuvent, en général, être reconnues que pour telles, puisqu'elles doivent naturellement naître chez toutes les personnes qui ont la volonté de les concevoir. Je ne puis tout-à-fait dire la même chose de ce qui va suivre, et, d'abord, du reste de la partie hygiénique de cet Opuscule : les présomptions y seront nombreuses. Toutefois, le bon grain, j'espère, y dominera l'ivraie. Mais je prie de remarquer qu'il n'est ni dans ma manière, ni de mon acquit, ni dans ma position, de vouloir dogmatiser, quoique, ainsi que je le remarque dans mon Avis préliminaire, je puisse dire,

comme venant de moi, quelque chose d'u-
tile et qui même ait quelque apparence de
nouveauté. Ma véritable intention, après
celle de l'hommage que je fais de cet Essai
peu dispendieux dans son acquisition, aux
personnes qui, m'ayant honoré de leurs
bontés, veulent bien m'aider à leur adresser ce léger souvenir [1], est de proposer aux
capables, des demandes, des doutes, et de
désirer qu'on regarde comme tels ceux de

[1] Outre cela, quoique je sois à une distance infinie du
Bon homme, qui, dans une circonstance connue, disait à
M. d'*Hervant* : j'y allais !........ cependant, tout rapport mis bien loin de côté[*] : pour toutefois m'aider à
digérer mon bouilli, chaud le dimanche, froid le reste
de la semaine ; j'astreins, pour le reste de mes jours,
les personnes, ou leurs ayant-cause, qui m'ont accordé
leur bienveillance, à se concerter pour me fournir chaque année, 150 bouteilles (mais pas plus) de vieux
vin de Médoc ou de S.-Emilion ; et j'oserai spécialement désigner pour cet office MM. et M.mes Thélu,
Podevin, Becquet, de Guizelin, de Foucault, de
Bournonville, de Colbert, de Filley, Le Febvre de
Troismarquet, Bernet, Francoville (Isidore), Baude
de *Licques*, Bouclet de *Marquise*, Boulenger, Mercier,

[*] Je ne puis trop faire remarquer que le Bon homme est ici pour
moi, bien entendu, sans aucune prétention de ma part ; et, parce
que je n'en ai point trouvé d'autre sous la main, un point de
départ pour ce que je vais dire : je tâche, en tout, de ne point viser
au ridicule.

mes énoncés dont la vérité ne frappe point immédiatement l'esprit. On me permettra de dire et de répéter peut-être, ici, que tout imparfait, tout souverainement incomplet que puisse paraître cet Écrit, son petit mérite, supposé qu'il ait quelque valeur, serait bien moindre encore, si j'avais rempli ses lacunes avec des lambeaux étrangers , et substitué des vérités empruntées à mes doutes plus ou moins plausibles , point toujours inutiles, et que le savoir

Prévôt , Parenty de la *Rouge-chambre*, etc : osant rcommander à MM. de Filley , Podevin, Léon et Parenty de ne point oublier les *perdrix* dont jusqu'à présent ils ont bien voulu me gratifier. . . . .
. . . .

J'ose espérer que les personnes que je viens de prendre la liberté de désigner, et j'aurais pu doubler ma liste, excuseront cette licence comme un badinage dont il serait loin de ma pensée de vouloir réaliser l'objet , ne me permettant toutefois de réserve que relativement aux *perdrix*, que je réclame toujours *mordicùs*. J'ai voulu seulement par cette fiction offrir à ces personnes un dernier souvenir de ma reconnaissance pour les bontés dont elles ont bien voulu constamment m'honorer..... et, définitivement, sous ce rapport, les *perdrix* elles-mêmes pourraient n'être qu'une innocente et pardonnable plaisanterie , d'autant plus que si j'en avais trop , je ne saurais qu'en faire.

complaisant pourrait éclairer, si la fortune voulait que cette sorte de *mémoires* exigus d'un contemporain, en fait de médecine, passât sous ses yeux.

Je dois spécialement avouer, en finissant cette note, que par suite de la prétention, du *mauvais* pari que j'ai fait avec moi-même, de n'exposer exclusivement que mes vieilles notions dans cet écrit, tout ce que je vais dire incessamment de l'ATMOSPHÈRE et de ses composans est extrêmement désordonné, étranglé, tronqué, et loin de la *précision* que les plus jeunes *adeptes* de l'*art* acquièrent de nos jours dans la connaissance de cet OCÉAN dans lequel se meuvent et par lequel vivent les *êtres* organisés. Cet aveu n'est point fictif : on va d'ailleurs s'en convaincre ; mais cette esquisse, sur l'*atmosphère*, toute imparfaite, toute embarrassée, toute désordonnée qu'elle soit, était nécessaire à la contexture et à la suite de mon *ouvrage*.

On comprend sous le nom de CIRCUMFUSA tous les *objets* qui exercent une influence extérieure et générale sur l'homme et, d'ailleurs, les animaux, influences que nous ne devons considérer ici, principalement du moins, que sous le rapport de l'action régulière qu'ils impriment à notre RÉACTION VITALE, ou qu'ils reçoivent de cette *réaction*, pour que la santé soit maintenue. Or, ces objets sont : le *calorique*, la *lumière*, le *fluide* ou *principe électrique*, le *fluide magnétique*, l'*air atmosphérique* qui comprend ses *composans* : le gaz oxigène et le gaz azote fondus, d'ailleurs, par le calorique qui, tout latent qu'il s'y trouve, forme la fluidité de tous les gaz, comme il est l'agent de la liquidité des liquides proprement dits : l'*air atmosphérique* constituant d'ailleurs la base de l'ATMOSPHÈRE traversée par le calorique libre, la lumière, le fluide électrique, le fluide magnétique qui ne nous occupera pas à raison du peu de notions que, je crois, l'on possède jusqu'ici de son influence hygiénique ; et tenant en solution ou en dissolution, comme une MER ou un MENSTRUE immense, de l'*eau* en *vapeurs* ou à l'état de *fluide élastique*, du *gaz acide carbonique;* sans doute, selon les occurrences, du *gaz hydrogène* simple, *carbonné, sulfuré, phosphoré,* et beaucoup d'*émanations terrestres végétales* et animales, sans compter les *miasmes* pathologiques accidentels, qui portent à de plus ou moins grandes distances le *fléau* des maladies contagieuses.

Ici reparaîtront les SAISONS et les CLIMATS, sous d'autres rapports que ceux qui ont été examinés dans l'article RÉGIME, considéré sous cette double influence. Enfin notre vue s'étendra rapidement sur les LOCALITÉS, qui comprendront les EAUX, *localités* qui sont tout-à-fait indépendantes, en plusieurs circonstances du moins, des *climats* géographiques; puisque, relativement à ces localités, les influences qui appartiennent naturellement à des climats divers, peuvent se trouver disséminées sur divers points de la même ZONE en latitude; et sur les HABITATIONS, relativement aux conditions qu'elles doivent offrir pour que notre santé soit maintenue régulière: signalant, au surplus, dans tout ce qui a rapport aux *circumfusa*, les inconvéniens qui peuvent altérer notre économie, dans les circonstances que les objets qui en font la matière peuvent présenter. Tout ce qui a rapport, d'ailleurs, aux climats, aux saisons, aux localités, aux habitations, rentre dans la considération générale de l'*atmosphère*, et *vice versâ*, qui en reçoit l'influence et nous la transmet ; et cet enchevêtrement , cette confusion de rapports entre des choses qui ne doivent point être séparées et qu'on n'isole que par abstraction en quelque sorte, pour mieux les examiner isolément, peuvent mener à quelques répétitions. Enfin, ce chapitre sera terminé par des considérations de POLICE MÉDICALE, relatives aux *circumfusa*.

ARTICLE PREMIER.

Du Calorique.

Le CALORIQUE, ou *matière* de la *chaleur*, est le *dissolvant* universel des substances susceptibles d'être réduites à l'état de *vrai liquide* [1], et à celui de *gaz élastique*. Mais là, il est à l'état de combinaison ; il est *latent*. Nous n'avons à le considérer ici, sous le

---

[1] J'appelle *vrais liquides*, les liquides tels à basse température. Les *métaux fondus*, hors le mercure, ne sont pas, sous ce rapport, de *vrais liquides* ; puisque le calorique interposé est loin d'y être latent.... La *vapeur* est un état intermédiaire entre le *liquide* et le *gaz élastique*. Le *calorique* n'y est point encore entièrement latent ou combiné.

rapport de notre *réaction vitale* qui le sécrète de ses *contenans*, pour l'usage de l'économie même, tandis qu'affranchi de ses liens, il agit également du dehors sur nous ; nous n'avons à le considérer que comme *calorique libre* et *rayonnant*.

Sous ce rapport, il est le *principe* ou l'un des principes de l'*activité* animale. On voit la vérité de cette assertion, en comparant les *animaux à sang blanc*, et même ceux à *sang rouge* et *froid* : parce que chez ceux-ci (eu égard aux *mammifères* et aux *oiseaux*, dont la couleur du sang est la même), la circulation est imparfaite, relativement, du moins, aux animaux placés plus haut dans l'échelle ; on voit, dis-je, la vérité de cette assertion, en comparant ces animaux dans l'*apathie* de leurs mouvemens vitaux et de relation, puisque chez tous, ces derniers du moins, sont totalement engourdis pendant l'hiver, avec les *animaux à sang rouge* et *chaud* (excepté quelques-uns de ceux-ci, qui sont *hibernans*), dont la double activité organique et animale est si connue, et qui ont d'ailleurs, entre leurs ordres, leur proportion d'activité croissante, proportion dont les *oiseaux*, chez lesquels la température animale est de plus de 32 dégrés, occupent le plus haut terme, tandis que la température de *l'homme* ne dépasse pas ce dégré.

En se bornant à envisager cette activité croissante dans *l'homme*, on voit la différence qui existe sous ce rapport :

Quant à l'*âge*, entre le jeune homme et le vieillard ;

Quant au *sexe* en général, entre l'homme et la femme ;

Quant au *tempérament*, entre le sanguin, le bilieux et le flegmatique ;

Quant aux *climats*, entre les habitans de la moitié sud de notre zone tempérée, et ceux de la moitié nord de la même zone ; car, comme nous l'avons dit dans la note de la page 128 de cet écrit (article *Régime selon les Climats*): « Au-delà de cette zone, » il y a moins de *vie* en quelque sorte, dans » les *régions* très-*chaudes* et les *régions* très-» *froides* : les régions équatoriales et les » régions polaires ; parce que, dans les » premières, elle s'évapore, et que, dans » les secondes, elle est refoulée dans ses » derniers retranchemens. »

On voit enfin la différence qui existe,

relativement à l'activité vitale, eu égard aux *saisons*, entre l'influence réfocillante et génératrice du *printemps*, et l'impression déclinante que produisent sur notre économie les influences du *triste* et *pluvieux automne* :

> *OEneadum genitrix*, etc.

Calorique sécrété par notre économie, et qui irradie du centre à la périphérie ; calorique libre du dehors qui vient à l'appui de l'expansion du premier ; voilà donc un des principes de notre activité : *activité* qui est modérée, si la pondération des deux caloriques s'équilibre ; qui s'accroît d'une manière successive ; mais qui finit bientôt par épuiser l'individu, si le calorique libre du dehors est de plus en plus prépondérant ; qui se concentre dans la *vie organique*, de la périphérie au centre, en proportion du plus ou moins d'absence du calorique libre ambiant, au point que, pour le répéter encore, la *vie* soit forcée dans ses derniers retranchemens.

Relativement à la chaleur propre, spéciale, venant d'eux-mêmes, *organique*, des *êtres* vivans locomobiles, et, peut-être, des végétaux (il est un *arum* qui manifeste

une chaleur au-dessus de la chaleur ambiante), c'est dans l'air spécialement, en
le décomposant (voyez la note de la page
32), que ceux-ci puisent le *calorique* qui
les vivifie : ils l'y puisent, à la vérité, ce
calorique y étant à l'état de combinaison,
y étant à l'état latent; mais par le travail,
l'opération chimico-vitale qui leur appartient, ils le rendent libre et rayonnant,
pour qu'il stimule, anime ainsi, tous les
ressorts de l'organisme.

Il y a peu de différence, dit-on, dans la
caloricité vitale, organique, évaluée et comparée d'individu à individu, quel que soit
son âge, son sexe, les saisons ou les
climats dont ils reçoivent l'influence. Le
thermomètre, mis en rapport avec les foyers de
cette caloricité, donne toujours 32 dégrés
dans toutes les circonstances. 'La différence

' Il y a toutefois quelque chose de louche dans cette
assertion qui est l'assertion commune; et elle n'explique-
rait pas les allégations des suites de cet article. LA
CHALEUR CENTRALE, par exemple, comme nous l'énonce-
rons dans le *texte*, devrait être plus considérable dans
l'*hiver* et dans le *nord*, puisque, dans ces circonstances,
il y a, comme nous le dirons, un plus grand dégagement
de calorique, et que, de plus, ce calorique y reste comme
emprisonné dans le centre où il est produit, tandis

ne serait donc que relative à l'expansion du *fluide excitateur*, surtout pour les fonctions de la *vie* de *relation* qui sont le but de la *vie individuelle*, et pour l'exercice de *celle* de l'*espèce*, sans laquelle le monde périrait. Mais cependant, s'il y a expansion plus grande du fluide excitateur de la vie, ce ne peut être qu'aux dépens de la dessémination de la somme de ce fluide, qui reste aggloméré au centre, en proportion de moins en plus grande, selon que cette expansion est de plus ou moins considérable!

Quoi qu'il en soit, la *vie* plus expansive qui se remarque dans les contrées qui, par leur influence, déterminent cette plus grande expansion ; *celle* qui est telle par le fait de l'âge, du sexe, du tempérament de ceux chez lesquels on l'observe; *celle* surtout qui s'exerce et se prolonge outre mesure chez

que dégagé en moindre quantité dans le midi et dans l'été, il est toujours, dans ces circonstances, dans un état d'expansion et de perte excentrique. C'est-là un des nombreux doutes de cet *écrit*, et dont je demanderais l'*élucidation* : doutes, quels qu'ils soient, que devraient éclairer des explications franches, et non solder des *brevets* d'ignorance et d'impéritie dont on est si prodigue dans notre chère médecine; ce qui, avec bien d'autres raisons, a fait que je l'ai plantée là.

les individus qui abusent de cette prérogative dont une économie bien entendue
doit être la sage modératrice, est aux dépens de la somme de caloricité vitale et
centrale, actuelle et future, qui nous est
et pourrait nous être à tous départie. Et
voilà pourquoi cette somme de caloricité
centrale moins dépensée, est, sans doute,
plus forte dans le nord que dans les pays
opposés; voilà pourquoi, l'homme du nord
digère plus vigoureusement que celui du
midi; voilà pourquoi par contre, l'homme
du midi vit plus de la vie extérieure; voilà pourquoi, il est plus salace (voyez la note
de la page 128); voilà pourquoi le jeune
homme est vieux à trente ans, s'il abuse
de sa caloricité native; voilà pourquoi, en
général, l'homme vit moins long-temps que
la femme, lorsque celle-ci a résisté aux
orages de son retour, parce que la femme
est plus humide que l'homme; parce que
celui-ci fournit infiniment plus que la première à ce qui doit perpétuer son être, et
que, sous l'appât du plaisir, il se dissémine
et s'éteint prématurément dans sa progéniture; voilà pourquoi le pétillant sanguin, le
fougueux, le bouillant bilieux, succombent

ou peuvent succomber avant le froid phlegmatique qui, la pipe à la bouche, et le verre à la main, végéte sempiternellement.

Au fait, l'homme du nord doit sécréter, en quelque sorte, plus de calorique, que n'en sécréte l'homme du midi, puisque notre calorique vital étant extrait de sa combinaison latente avec l'air atmosphérique, celui-ci étant plus rapproché, plus condensé dans le nord, et dans les localités, et dans les saisons qui lui correspondent, et, sous un même volume alors, inspiré en quantité plus grande, doit offrir au poumon une plus grande quantité de calorique à extraire. L'activité surabondante de l'homme du midi doit donc tenir à quelque chose de plus qu'à l'expansion plus grande chez lui de son calorique vital, dont la somme, comme on le voit, est loin d'outre-passer celle qu'offre l'homme du nord, qui, d'ailleurs, ingurgitant trois fois plus, et des choses triplement substantielles que ne le fait l'habitant des contrées australes, doit, de cette riche alimentation, souvent, il est vrai, poussée au-delà des bornes, voir tripler la somme de sa vie. L'influence de la lumière dont les contrées méridionales sont le brillant empire ; celle de l'électricité qui s'y montre d'une manière bien plus éclatante ; celle surtout de l'*aura* inconnue de la vie : *deo ignoto*, qui, peut-être, quoi qu'on en dise, n'en existe pas moins, et qui vaut bien, du reste, ma *sèche réaction vitale* dont je me sers, ainsi que je ferais d'un autre instrument : de l'*archée*, de l'*énormon* par exemple, comme d'une monnaie de convention ; toutes ces influences, et surtout celle de l'*aura* de la vie, plus exaltée dans le midi brûlant, et diminuant graduellement dans son effervescence, à mesure que l'on recule vers les régions hyperboréennes, doivent contribuer aussi beaucoup, pour leur part, à l'énergie brillante des hommes surtout qui habitent la moitié australe des zones tempérées.

Si du reste, le *calorique* qui nous est propre a été *latent* dans l'air dont notre *réaction pulmonaire* l'a extrait, son *expansion vitale* n'en a pas moins besoin d'être favorisée, sous peine de mort quelquefois, (comme cela arrive lors de la congellation) par l'action du calorique rayonnant du dehors. Le printemps, l'été, l'automne même,

la chaleur du climat, produisent naturellement cette action adjuvante du calorique
libre du dehors sur celui qui, dans le même
état de liberté, nous appartient vitalement:
nous en avons déjà fait la remarque. A
mesure que la température extérieure
s'abaisse et que la saison de l'hiver devient
plus rigoureuse, le calorique libre devient
de moins en moins abondant dans l'atmosphère extérieure; et nous sommes obligés
de le dégager pour notre usage propre, et,
d'ailleurs, habituellement, pour nos prépa-
rations culinaires, au moyen des corps
susceptibles de s'oxider par la décomposition de l'air dont ils déprisonnent le calorique, c'est-à-dire, des *corps combustibles*.

Ces corps sont, selon les lieux, le bois,
la houille, la tourbe et autres combustibles moins importans. Le *bois* est, sans
doute, celui qui est préférable; mais on
n'en a point toujours le choix. L'essentiel
est que dans les endroits où l'on se chauffe,
des courans d'air soient bien établis, et
pour favoriser la combustion, en même
temps que la respiration des personnes qui
se trouvent dans le lieu chauffé; et pour
emporter les produits incommodes, dange-

reux, mortels même, l'oxide carbonneux
et l'acide carbonique, que produit l'action
de brûler. Sous tous ces rapports, les
cheminées sont préférables aux poëles,
surtout lorsque les ouvertures de ceux-ci ne
sont point dans la place où l'on se tient
pour se chauffer.¹ Il est vrai qu'avec un
feu de cheminée, l'air qui arrive de toutes

¹ Je reproduis ici, parce que l'à-propos en est extrêmement marqué, une note de ma *Dissertation inaugurale:*

« Je ne sais si je me trompe; mais il me semble que
» l'économie des appartemens où l'on se tient en hiver,
» en Allemagne, est bien mal raisonnée, sous le rapport
» qui m'occupe dans cet article. Ces appartemens, her-
» métiquement fermés, sont chauffés par des poëles
» dont l'ouverture ou porte est dans une autre pièce; il
» suit de là qu'il n'y a aucun courant, aucun renou-
» vellement d'air dans l'appartement où l'on se tient.
» Celui qui s'y trouve, dans un état de vraie stagna-
» tion, fournissant seul à la respiration des personnes
» renfermées dans la salle, doit se détruire de plus en
» plus dans sa partie respirable, se vicier de plus en plus
» par les gaz non respirables qu'y verse l'expiration; et
» ceux qui ont une poitrine délicate, ne doivent point
» tarder à s'apercevoir, par la chaleur qui leur monte
» au visage, par le mal de tête et la suffocation immi-
» nente, de l'insalubrité du lieu où ils se trouvent. »

Cependant les têtes allemandes sont plus pensantes,
plus observatrices, plus scrutatrices que les nôtres; et

parts, même à travers les fentes les plus inperceptibles des portes et des fenêtres de l'appartement, pour se précipiter dans le foyer et remplacer celui qui est consommé, vous frappe le dos et le derrière des jambes, et vous donne des frissons qui vous feraient croire quelquefois que vous avez la fièvre ; mais un *paravent* fait disparaître cet inconvénient ; de même qu'un *écran* garantit la poitrine de l'air trop chaud et trop dilaté qui vous frappe la figure.

Il est encore d'autres moyens de produire ou de retenir le calorique : l'action de se mouvoir, les vêtemens, etc. Il en sera question dans les chapitres suivans.

ARTICLE SECOND.

De la Lumière.

On conteste pour décider si le *calorique,* la *lumière* et l'agent de l'*électricité, etc.* sont

si elles se fussent convaincues de l'inconvénient précité, on eût abandonné, dans le pays et dans le nord, les sortes de poëles qui sont le sujet de cette note, et même les poëles en général, qui vous rendent frileux quand vous sortez, et vous disposent aux catarrhes et aux péripneumonies.

le même *fluide*, se montrant seulement sous des modifications diverses : la chose est loin d'être décidée. Modification d'un fluide général, ou fluide *sui generis*, sans l'influence de la lumière, les animaux, et, en général, les êtres organisés seraient mous, sans énergie, étiolés.

« On sait que c'est dans les régions où la
» LUMIÈRE exerce tout son empire, que se
» trouvent les productions végétales les plus
» sapides, les plus aromatiques, les plus
» exaltées en couleurs ; que c'est là où se
» trouvent aussi ces animaux dont la féro-
» cité n'est autre chose que le *summum* de
» l'énergie physique ; férocité dont le prin-
» cipe est à la vérité dans leur *organisation*;
» mais cette organisation a besoin, pour que
» ses effets se développent, de l'influence
» des *climats* à laquelle elle est soumise¹.»
(Dissertation inaugurale.)

Pour nous borner à l'influence de l'action du fluide que nous examinons, sur

---

¹ Cette assertion semblerait contredire ce que j'ai allégué de l'action énervante des pays très-chauds sur le jeu de l'organisation : mais elle n'avait trait qu'à l'*homme*, qui, quoique *cosmopolite*, semble cependant fait pour les pays tempérés ; et la preuve, c'est que ses plus vastes et

l'homme : la pâleur, l'habitude cacochyme des individus privés de l'impression vivifiante de la lumière, font voir combien son contact influe sur notre *réaction* vitale, pour le réconfort et l'alacrité de notre être.

Voyez les contrées et les lieux où la lumière brille de son vif éclat, et comparez :

ses plus nombreuses populations se trouvent dans ces pays-là, et que c'est à ses dépens, sans doute, qu'il s'est acclimaté dans les régions torrides et même polaires, où il est rarement disséminé et abâtardi. Qui peut dire, d'ailleurs, si les animaux équatoriaux ou des pôles, dans les temps où nous sommes, carnassiers, au surplus, ou herbivores, ne se sont point successivement rélégués dans ces hautes régions désertes, pour y être plus en paix ? L'histoire n'est point étrangère à la confirmation de cette assertion : et ce qui prouve qu'ils ont pu vivre sous notre température, et que, dans des temps reculés, ils y vécurent en grand nombre, et avant même que l'homme n'eût paru sur la terre, c'est que les couches d'alluvion, ou de stratification diluvienne, et certaines cavernes, dans nos zones tempérées, nous offrent des amas nombreux de leurs débris. Et d'ailleurs, les animaux de la zone torride peuvent être organisés pour subir ces hautes température, comme l'est l'ours blanc pour résister aux frimats de la zone glaciale ; et cela ne dit rien contre la nécessité de l'énervation ou du rabougrissement de l'homme, qui n'est pas constitué pour ces extrêmes, et que le créateur avait originairement établi sur les rives du Tigre et de l'Euphrate, où il devait jouir d'un printemps éternel.

Le teint martial et la prestesse du *Provençal*, avec le teint sans expression et l'indolence du mol *Hollandais*, surtout de l'habitant de la brumeuse *Zélande*, calculateur toutefois et réfléchi, et devant à ces qualités solides d'être le *facteur* de l'univers;

La fraîcheur et les couleurs vives de cette *robuste paysanne*, avec les roses pâlissantes de cette *citadine* délicate, toujours assise, garantie derrière ses triples rideaux de l'impression colorante du soleil, quoiqu'il ne faille point trop braver ses rayons;

L'aspect *blafard* de ce *prisonnier*, de cet *homme* surtout long-temps enterré dans un obscur *cachot*, et pour lequel même sa résurrection subite à la lumière serait un supplice et même un danger, et le teint bronzé de ce *cultivateur* et de ce *soldat*, brunis des rayons du soleil;

L'air *vivant* de ces *hommes* des *champs*; de ce MONSIEUR des *champs* de *Delille*, si vous voulez, à qui sa richesse ou son aisance a permis de déserter la lumière douteuse et les fades émanations de la ville, pour se choisir un asile à la campagne; ou même de ce *citadin* qui, sans quitter la *cité*, y occupe une habitation vaste, aérée, largement éclairée au *levant* ou au *midi*, avec le *ton luride* de ces individus malingres, rachitiques, scrophuleux, qui habitent des rues étroites, tortueuses, resserrées, humides, fétides, et les caves mêmes, les souterrains de ces tristes asiles de l'abâtardissement, de la dégénération et de l'anéantissement de l'espèce, où ne pénétra jamais l'influence vivifiante de l'*astre* régénérateur : et concluez de là combien importe à l'homme, à tout ce qui respire, à tout ce qui vit, l'action tonique et corroborante de la *lumière*.

Parlerons-nous ici de l'importance de ce *fluide*, sous le rapport de la vie de relation, et sans lequel l'Univers, pour nous, ne serait rien, puisque, comme intermède, dans le mécanisme de la *vision*, il nous met en rapport avec toutes les merveilles de là nature, et surtout avec tout ce qui nous intéresse, pour notre agrément, notre utilité et notre soutien.

ARTICLE TROISIÈME.

Du Fluide ou Principe électrique.

L'*Agent* de l'électricité, ainsi que le

calorique, si ces deux fluides et même celui de la *lumière*, comme nous l'avons dit, ne sont point des modifications du même fluide, semble être comme eux le principe de notre vigueur et de notre activité; et nous avons alors peu de chose à dire sur cet agent, puisque ce que nous avons allégué de ses congénères semble, en quelque sorte, lui appartenir. S'il existait un PRINCIPE VITAL, un *fluide nerveux*, avons-nous dit dans notre *Dissertation inaugurale*, le *fluide électrique* semblerait être le *principe* qui paraîtrait le mieux les représenter. Le succès thérapeutique de son emploi (et récemment surtout, entre les mains de M. *Sarlandière*) dans les maladies caractérisées par l'absence de l'influence nerveuse, semble venir à l'appui de cette assertion. L'accumulation chez nous de ce fluide, dans les constitutions sèches de l'atmosphère sous un ciel brillant et serein, nous rend alègres et dispos; nous l'avons soupçonné, dans l'*article* précédent, être un des stimulans de l'action plus expansive chez les habitans des contrées méridionales. Pourquoi sommes-nous lourds, inhabiles, lorsqu'un orage se prépare? c'est parce que nous

sommes privés de notre ÉLECTRICITÉ, native
en quelque sorte, au profit des nuages où
elle s'accumule et se concentre. Cette
électricité nous est-elle rendue par la déto-
nation et la pluie conductrice de ce fluide;
nous redevenons agiles et dispos.

Voyez, du reste, relativement au calorique, à la lumière, au fluide électrique,
au galvanisme, au magnétisme, et même
relativement à l'air, au gaz oxigène, au
gaz azote, à l'eau, ma *Dissertation inaugurale,*
Paris, an XII (1804), et la note de la page
32 de cet écrit.

ARTICLE QUATRIÈME.

De l'Air.

Nous l'avons dit, l'AIR ATMOSPHÉRIQUE,
outre que lui-même résulte de l'union de
deux *gaz :* le gaz oxigène et le gaz azote,
est une vaste mer d'un fluide *sui generis,*
environnant, enceignant notre *globe* à vingt
lieues peut-être de hauteur; et, en sa
qualité de *fluide élastique :* compressible,
dilatable, expansible, diminuant de den-

sité à mesure qu'il s'éloigne de nous, au point de s'évanouir à une distance inassignée et inassignable peut-être, en un gaz de plus en plus rare et, dès-lors, inappréciable; c'est un MENSTRUE immense, traversé en tous sens par les rayons directs, réfrangés, réfléchis et jamais confondus, du calorique libre, de la lumière, des fluides électrique et magnétique ; devant lui-même sa *fluidité élastique*, comme le doivent tous les gaz d'ailleurs, au *calorique* combiné; tenant en solution ou dissolution de l'eau en vapeur, ou à l'état de gaz élastique, du gaz acide carbonique ; sans doute, selon les occurrences, du gaz hydrogène simple, carboné, sulfuré, phosphoré, et beaucoup d'émanations terrestres, végétales, animales, et quelquefois, malheureusement, des *effluves miasmatiques* contagieux: répétant ici cette énumération, pour qu'elle serve, en partie du moins, de guide pour les détails qui vont suivre; l'*air atmosphérique*, d'ailleurs, traversé par les fluides impondérables que nous venons de nommer, et tenant en dissolution la vaste variété des gaz que nous avons énumérés, constituant l'ATMOSPHÈRE, siége et théâtre

des nombreux météores, dont ses contenus
sont les matériaux, et qui traversent son
immensité.

Nous avons à considérer l'air *seul* agissant sur nous, dans son intégrité, par les
propriétés physiques qui lui appartiennent;

Agissant sur nous, modifié par les fluides
impondérables libres, qui le traversent;
par les fluides vaporeux et élastiques; par
les émanations qu'il tient en solution et en
dissolution;

Agissant sur nous par ses propriétés
chimiques ou ses élémens.

L'élasticité de l'air, outre qu'elle nous
comprime avec molesse, s'opposant ainsi
à l'excentricité trop expansive des mouvemens organiques de notre économie,
favorise nos mouvemens de relation, par
la molle résistance et le ressort qu'elle leur
leur oppose et qui leur fournissent un appui;
et c'est à cette propriété, que la condensation
du fluide renforce, que celui-ci doit de
transmettre à notre oreille les vibrations
sonores qu'il a reçues lui-même des corps
susceptibles de les déterminer. La trop
grande *raréfaction* de l'air, les vapeurs
humides surtout qui le traversent, dimi-

nuent en lui l'intensité , la netteté de sa qualité transmissible, ou de son élasticité.

Son invisibilité. Par son *invisibilité*, qui est la même chose que sa *diaphanéité*, qualité négative pour nous, l'air permet à la lumière de venir frapper notre rétine, et d'y imprimer, en se réfractant à travers les humeurs de l'œil, les images des objets de la surface desquels elle est réfléchie.

Sa pesanteur. Par sa *pesanteur* ou son *poids*, l'air nous presse de toutes parts. Modérée, cette pesanteur maintient l'équilibre de notre propre *réaction*. Celle-ci prend de l'*expansion*, et pourrait produire ainsi des effets funestes, si le poids atmosphérique qui nous presse était accidentellement ou momentanément diminué, comme on l'éprouve par les hémorragies qui surviennent lorsqu'on arrive à de très-grandes hauteurs : ainsi qu'en firent l'expérience, sans doute, « *Deluc,* » *de Saussure,* sur le sommet des *Alpes;* M. de » *Humbold* sur le sommet des *Andes;* l'infor- » tuné *Pilâtre Durosier , Blanchard ,* M. » *Robertson, Zambeccari,* dans leurs *aërostats.* (*Dissertation inaugurale.*)

Une des qualités les plus précieuses de l'air est sa *fluidité.* Outre qu'elle permet

aux animaux de le traverser, et de le
traverser sans fatigue, c'est à cette qualité
que l'air doit d'être transporté en masse,
d'une manière plus ou moins rapide, d'un
lieu, d'une contrée à l'autre, et, de là, la
production des *vents*, qui, outre leurs effets
avantageux pour l'économie du commerce
et pour nos avantages sociaux et privés,
annoncent et amènent le renouvellement
des saisons, transportent sur nos campagnes
et nos habitations ces nuages salutaires, et
quelquefois ces *orages* localement dévastateurs, qui arrosent et font reverdir nos
prairies, abreuvent nos moissons, grossis-
sent nos fontaines, et portent chez nous-
mêmes une fraîcheur salutaire qui calme
l'*érétisme* que nous avaient fait contracter
la sécheresse et les chaleurs brûlantes qui
avaient épuisé nos fluides, par leur con-
tinuité.

Les VENTS enlèvent au sol son humidité
surabondante : ils le disposent à la *culture*
qu'il attend, ou font revivre les productions qui lui étaient confiées, et qui
pourrissaient, en quelque sorte, noyées
dans une fange mortifère d'ailleurs par ses
effluves, pour l'homme et les animaux.

Les vents s'emparent de ces effluves nuisibles. Heureux les êtres vivans qui ne respirent point dans le courant qui les emporte! Ils entraînent tous les *miasmes* endémiques, épidémiques, contagieux même, et débarrassent nos *cités* surtout, dont les percées doivent être appropriées à leurs cours, des émanations de tous ces foyers de corruption qui, çа et là, y fermentent, origine des typhus et des *pestes* sous diverses dénominations, bien plus rares depuis que la *police médicale* est guidée par une *philanthropie* plus éclairée.

Mais les *vents* aussi sont quelquefois mortels ou véhicules de la mort et, dans l'occasion, de maladies plus ou moins graves. On connait le *Mistral* et le *Sirocco* brûlans des *plages* de l'*Afrique* et des gorges de la *Provence*. Les vents orientaux peuvent porter la *peste* dans les régions voisines. Tous les vents, sans doute, peuvent se charger, plus ou moins, des miasmes contagieux de la rougeole, de la scarlatine et de la variole ; les angines et la grippe nous arrivent avec les vents humides, froids et salés de l'ouest ; les vents rigoureux du nord nous saisissent : et de là nos graves phlegmasies sanguines. Les vents humides et étouffans du midi pourraient être générateurs de la fièvre jaune ou, du moins, de *gastrites* bilioso - adynamiques graves qui sont de la filiation de la fièvre des tropiques.

Les vents de l'est , dans nos *contrées* , sont les plus sains, surtout pendant l'été.

Nous avons dit que l'AIR ATMOSPHÉRIQUE tenait, en dissolution et en solution, l'eau à l'état de fluide élastique et de simples vapeurs ; et cela doit être ainsi, puisqu'il est l'officine de tous les *météores* aqueux : de la rosée et du sérein, des brouillards, de la pluie, de la grêle, de la neige, comme il est d'ailleurs le milieu et l'un des agens des météores ignés : les feux follets, les étoiles tombantes, les aérolithes, les éclairs, la foudre, les aurores boréales, etc. : phénomènes qui , lorsqu'ils ne sont point des effets de la lumière pure ou, peut-être, de l'électricité, résultent, avec production ou dégagement de calorique libre et , par conséquent lumineux, de la décomposition de l'air par un gaz ou des vapeurs combustibles.

Pour nous borner aux météores aqueux, l'air atmosphérique est l'officine :

Rosée. De la *rosée* du matin, dont la chaleur croissante du jour fait disparaître ou mitige la trop grande fraîcheur;

Serein. Du *serein* de la chûte du jour, dont les progrès de la nuit augmentent la qualité traîtresse;

Brouillards. Des *brouillards* qui, dans les pays marécageux, recélent des émanations *fétides* et fébriférentes.

Pluie, grêle, neige. Des *pluies* bienfaisantes et salutaires; de la *grêle* dévastatrice et cependant calorifère; de la *neige*, qui modère, momentanément du moins, le froid de l'hiver, et garantit l'espérance du cultivateur.

Eudiométrie de l'air et sa température C'est selon que l'*eau* se trouve dans l'atmosphère, à l'état de gaz élastique ou de vapeurs, que l'air se trouve sec ou humide. L'air sec contient donc de l'eau à l'état de dissolution : c'est même alors qu'il en contient le plus et qu'il serait le réservoir de *cataclysmes* à venir, si Dieu n'avait annoncé à *Noé* que le monde ne périrait plus par un nouveau déluge.

L'eau à l'état de *fluide élastique*, n'agit sur nous que parce qu'elle ajoute à la pesanteur ¹ de l'atmosphère : augmentation de pesanteur qui fait parfaitement concevoir ce qui vient d'être dit.

L'*air sec* et *froid*, c'est-à-dire, privé plus ou moins de calorique libre et d'eau à l'état de vapeurs, contribue, par son im- {.marginal *Effets sur notre économie de la température et des qualités eudiométriques et électriques positives et négatives de l'air.*}

¹ « Les dénominations physiques de *pesanteur* et de » *légèreté* de l'*atmosphère* doivent s'entendre d'une ma- » nière inverse, relativement à notre économie. Nous » trouvons l'atmosphère *légère* , lorsque, physiquement, » elle est plus pesante ; c'est-à-dire, lorsqu'elle tient beau- » coup d'eau à l'état de gaz, et que, très-dissolvante, elle » est susceptible d'en tenir davantage encore ; parce qu'a- » lors les fluides que nous exhalons se *gazéifient* facile- » ment à notre surface. Nous trouvons au contraire l'at- » mosphère *pesante*, lorsque, physiquement , elle est » plus légère ; c'est-à-dire, lorsqu'elle laisse précipiter » en vapeurs l'eau qu'elle tenait à l'état de gaz , parce » qu'alors nos fluides exhalés ne trouvent plus à notre » surface qui puisse les dissoudre. L'excrétion , en con- » séquence , en est bien moins abondante ; et la surcharge » que nous en éprouvons , cause chez nous la pesanteur » dont nous accusons l'atmosphère. La non-dissolution » par l'air des fluides de la transpiration , est donc la » cause de la pesanteur dont nous nous plaignons dans » les temps froids et humides et même dans les temps » chauds et humides ; et comme cependant nous devons » nous débarrasser des humeurs qui nous sont désormais » inutiles , l'effort qui doit les excréter se dirige vers les » surfaces muqueuses ; et de là les catharres pulmonaires, » intestinaux, etc. » (Extrait de ma *Dissert. inaug.*)

pression à accroître notre vigueur , et
parce qu'il tonifie notre surface, impression
tonifiante, qui se propage du dehors au
dedans , qui se répercute du dedans au
dehors, par des oscillations perpétuelles ;
et parce qu'il s'oppose à la trop grande
évaporation de nos fluides; et parce que,
saturé lui-même, il est, par sa *siccité* ,
isolant de notre fluide électrique : mais il
nous dispose aux *maladies inflammatoires.*

L'air sec et chaud, par des raisons contraires à la majeure partie de celles qui
viennent d'être exposées, nous affaisse ,
lorsque l'intensité de cette chaleur est
grande , et nous dispose aux *maladies
bilieuses.*

L'*air chaud* et *humide* nous prive, comme
conducteur, de notre électricité ; mais il
retient en partie nos fluides : c'est celui des
tropiques, et l'un des *générateurs* de la *fièvre
jaune*; ce qui prouve peut-être, pour le
dire en passant, que l'*adynamie* est quelque
chose. Reste à voir précisément où elle est.

L'*air froid* et *humide* soutire moins de
notre électricité, parce qu'il est froid ; mais
il n'enlève point nos humeurs perspiratoires
de la surface; il nous en laisse la surcharge,

et en refoule l'effort excrétoire : il nous dispose aux *affections catarrhales.* C'est ce que dit la note dernièrement inscrite.

Il est bon que la diversité des saisons vienne compenser tour-à-tour les inconvéniens de ces diverses constitutions atmosphériques ; et la diversité de ces saisons, dont toutefois on maudit quelquefois les extrêmes, est d'autant plus nécessaire, ou, du moins, utile à la constitution de l'homme, que, passant, d'ailleurs, de l'une à l'autre par des graduations insensibles, c'est dans les zones où cette diversité est marquée que se trouvent les populations les plus nombreuses et qui ont le plus de vigueur. L'*hygiène*, d'ailleurs, par ses conseils, corrige les divers inconvéniens de *température* et d'*hygrométrie*, que nous avons signalés : Effets sur notre économie de la diversité des saisons.

Dans le premier cas, air sec et froid : par la chaleur des vêtemens et celle des appartemens, chaleur des appartemens, dont on peut mitiger le mordant par des évaporations humides ; Conseils de l'hygiène dans le cas d'air sec et froid.

Dans le second cas, air sec et chaud : par des ombrages, des évaporations en plein vent ; D'air sec et chaud.

Dans le troisième cas, air chaud et D'air chaud et humide.

humide : en cherchant les moyens et les sites qui puissent faire obtenir une fraîche ventilation;

D'air froid et humide.

Dans le quatrième cas , air froid et humide : par les moyens calorifians du premier : mais l'absence des évaporations et la *tenüe* des appartemens. Il est inutile de faire la remarque qu'à ces conseils relatifs aux *circumfusa* dans les variations hygrométriques et de température , on doit ajouter ceux que nous avons énumérés pour les mêmes circonstances, en parlant des *ingesta*, et ceux que nous énumérerons ultérieurement, en traitant des autres moyens de l'hygiène , et spécialement des *cata* et des *applicata*. En général, cette observation doit s'entendre plus ou moins, d'une partie de l'hygiène relativement à l'autre.

Autres gaz , vapeurs et émanations dans l'atmosphère.

Les autres *gaz* de l'atmosphère : le gaz acide carbonique, le gaz hydrogène et ses composés , produits ordinaires des émanations marécageuses; les vapeurs minérales et organiques; beaucoup de celles qui sont les résultats des travaux d'un grand nombre de professions ; à plus forte raison les miasmes des maladies , sont de nature à porter une atteinte malfaisante à l'économie et deviennent, quant à leurs effets, du domaine des soins de la Thérapeutique.

Non seulement il est des végétaux vivans dont les effluves et l'ombrage ne sont point sans danger et pourraient même être mortifères : tels que, dit-on, le noyer : *juglans regia*, une espèce de *rhus*, le mancenilier, toutes les plantes vireuses ; mais il n'est point jusqu'à l'*arome* balsamique, suave, des fleurs les plus poëtiques, en général salutaire, tonifiant, nervin, cordial, anti-vaporeux, qui n'exige quelquefois des précautions, à raison, ou de son action spéciale, ou, le plus souvent, de son émanation surabondante et concentrée dans les appartemens qui sont, ou trop resserrés, ou privés de la circulation de l'air ; parce qu'il peut, sous l'un ou l'autre de ces rapports, devenir dangereux et même causer la mort. Qu'importe du reste, à l'effet qui serait le même dans la circonstance, si les accidens ne devraient point être attribués à l'impression des effluves balsamiques, mais à l'action asphyxiante du gaz acide carbonique que laisseraient dégager des végétaux accumulés, privés du contact de la lumière ?

Action de
l'air sur nous
par ses pro-
priétés chi-
miques.

C'est surtout par son action chimico-vitale dans la respiration, que l'air manifeste ses propriétés sur notre économie. (Voyez d'ailleurs la note de la page 32 de cet écrit.) Dans cette fonction, notre *réaction* native s'exerce sur ce fluide pour le décomposer et faire servir un de ses composans à *l'artérialisation* du sang, dont la température augmente alors d'ailleurs; parce que, par l'acte de la *respiration*, il s'approprie une portion du calorique qui constituait l'air atmosphérique à l'état de gaz.

Cet air, d'ailleurs, n'est propre à la respiration normale que dans sa juste composition et les proportions requises de gaz oxigène et de gaz azote. Trop azoté, il serait irrespirable, comme cela a lieu dans les endroits de grands rassemblemens, qui consomment la partie respirable de l'air, n'y laissent, ou n'y laisseraient définitivement peut-être, que de l'*azote*, indépendamment de l'acide carbonique et des autres produits vaporeux de l'*expiration*[1]. Trop oxigéné, il tuerait l'homme par sa qualité

[1] Il n'est ici question que des lieux de rassemblement momentané. Les inconvéniens qu'on en éprouve cessent aussitôt que la foule est dispersée. Il est loin d'en être

oxidante ou comburante en excès. Car la respiration est une véritable combustion, à laquelle, toutefois, les *forces* de la *vie* président.

ainsi des rues étroites, resserrées, tortueuses, humides, fétides, des villes ; des souterrains, des cachots infects, où la viciation habituelle, la presque absence de l'air respirable, jointes au défaut absolu de la pénétration vivifiante de la lumière, comme nous en avons fait la remarque à l'article consacré à ce fluide, ne font des individus qui habitent ces tristes asiles, que des êtres étiolés, malingres, cacochymes, scrophuleux, rachitiques, qui finissent par s'éteindre dans leurs générations abâtardies. Nous prendrons alors la liberté de manifester ici le désir que la *philanthropie* moderne, mieux avisée, continuant à resserrer, comme autrefois, les criminels, mais ne les étouffant plus, comble les cachots souterrains où ils étaient enterrés vivans, et leur dispose des lieux de réclusion moins étroits, et, surtout, dans lesquels l'air circule librement ; et que l'*administration* vigilante, et payant un tribut d'hommage à la *science*, assainisse, comme, d'ailleurs, elle commence à le faire, les quartiers tortueux et resserrés des villes, en en élargissant et en en alignant les rues, pour que des courans d'un air salubre les parcourent avec plus de facilité, et pénètrent dans les réduits obscurs où l'humanité, au dernier terme de sa dégénération, vient s'anéantir.

Portant ensuite nos vœux hors de notre *pays*, mais encore pour *lui*, souhaitons que *John Bull* qui ne manque pas de *lumières*, puisque nous allons quelquefois les chercher chez lui, mais dont la haine héréditaire qui

ARTICLE CINQUIÈME.

Des Climats et des Saisons.

Nous avons considéré à l'article RÉGIME, quelles étaient les *modifications* qui lui étaient imprimées par le CLIMAT. En passant jusqu'ici en revue la majeure partie des *objets* qui font la *matière* des *circumfusa* : le calorique, la lumière, le fluide ou principe électrique, l'air, et les modifications de ces objets ; leur différente manière d'agir sur nous, d'affecter notre *réaction vitale* selon les circonstances, quoique notre intention

paraît toutefois vouloir s'amortir; mais dont la haine héréditaire donc, et sucée avec le lait, contre les *French-mens-dogs*, surpasse encore la science et le bon sens, BRULE tous ces PONTONS INFECTS et ASPHYXIANS dans lesquels il entassait nos GÉNÉREUX *compatriotes !*..... et, si la guerre devait se rallumer un jour entre lui et nous, ne refuse point l'*air* : *pabulum vitæ*, à nos *prisonniers*, puisque la MAGNANIMITÉ *française*, dédaignant les REPRÉSAILLES, a traité les siens comme on doit traiter des HOMMES, et, surtout, les a laissés RESPIRER en *liberté*. *

* L'on vit, lors de la paix qui suivit la dernière déchéance de Napoléon, embarquer les prisonniers anglais, à Calais, gras et dodus comme d'anciens chanoines ; tandis que ceux des nôtres, vêtus de jaune, qui revinrent en échange, hâves, pâles et décharnés, avaient l'air de spectres qu'on nous renvoyait de l'autre monde.

ait pu être, en quelque sorte, de considérer
ces objets en eux-mêmes, et d'une manière
abstraite relativement à nous, nous n'avons
fait cependant qu'énoncer réellement l'action du climat lui-même, et celle de la
saison sur notre économie, action qui n'est
autre chose, en général, que celle de l'*atmosphère* selon la *zone* et la *saison* auxquelles
elle appartient dans ses modifications. Ce
que nous dirons dans le reste de ce chapitre:
des LOCALITÉS, des HABITATIONS, entre également dans des considérations qui ne sont,
pour ainsi dire, relatives qu'à l'*atmosphère*.
Mais, pour nous borner ici à ce qui doit
suivre de l'énoncé de cet article, nous
devons dire que nous ne ferions que nous
répéter (exposant les diverses influences
des climats et des saisons sur nous, sur tout
ce qui végéte et respire), en énonçant de
nouveau que la vie *organique* est plus active
dans les *climats froids* et les *saisons* qui leur
correspondent, pourvu cependant qu'une
température boréale excessive ne la refoule
point dans ses derniers retranchemens et
n'en anéantisse l'existence, comme la chose
a lieu dans les régions *polaires*, où n'existe,
et où ne peut exister, aucun être, même

végétant, fût-ce le *lichen* le plus rabougri
et le plus imperceptible, dernier terme de
l'organisation : comme la chose aurait également lieu dans ceux de nos hivers dont
la température hyperboréenne atteindrait
celle des régions glacées de l'un ou l'autre
pole ; en énonçant de nouveau que la *vie
animale*, et par conséquent la *vie de l'espèce*,
deviennent de plus en plus *expansives*, aux
dépens même de l'énergie de la *vie intérieure* qu'elles consomment et qu'elles
épuisent, à mesure qu'on approche, jusqu'à un certain point, des régions équatoriales. Je dis jusqu'à un certain point ;
parce que, dans la *zone brûlante*, la *vie extérieure*, comme celle qui lui sert de radical,
et la *vie de l'espèce* qui est entée sur *elles*,
doivent s'évaporer, en quelque sorte, et
disparaître d'épuisement par leur action
excentrique, comme elles s'évanouissent
par un mouvement contraire, par un refou-
lement de concentration, dans les contrées
extrêmement boréales. Aussi, est-ce dans
les zones tempérées que la *vie*, en somme,
est dans son parfait équilibre, que ses
diverses divisions se contre-balancent d'une
manière plus durable ; et c'est aussi dans

ces *climats*, comme au sein d'un printemps perpétuel, que se multiplie et se propage cette *population* exubérante qui commande par ses facultés physiques et morales au *reste* de la *terre*.

Ce serait nous répéter enfin, que d'exposer les conseils que donne l'*hygiène*, pour conformer, coordonner, l'*organisation* aux influences qu'elle reçoit des *climats* et par conséquent des *saisons*, ou pour la parer, la garantir de celles de ces influences qui pourraient lui être, ou dangereuses, ou même funestes, puisque ces conseils ont été donnés dans la série des articles qui précèdent, sur les *circumfusa*; que, sous le rapport qui lui appartient, le chapitre des *ingesta* a donné les siens, et (tant les ressources de l'*hygiène* se confondent en un mutuel concours : *consensus unus, conspiratio una*) que, relativement au point de vue qui nous occupe, le reste de ces ressources que nous avons à passer en revue, offrira aussi successivement son tribut.

ARTICLE SIXIÈME.

Des Localités.

Les LOCALITÉS ont leurs influences spéciales sur notre économie, indépendamment des *climats géographiques* où elles gissent. Ainsi, nous retrouvons la froide et âpre température des *contrées boréales*, sous la ZONE TORRIDE : au *sommet* et sur la *croupe* élevée des ANDES ou *Cordiliéres*, en AMÉRIQUE ; sur les *sommets* et les *versans* de l'ATLAS, qui sillonne les déserts de sable de la brûlante AFRIQUE ; sur la *cime* du CAUCASE, dans la *zone tempérée* de l'ASIE ; sur les *pointes*, le *penchant* et les *vallées aériennes* des PYRENÉES et des ALPES, dans notre EUROPE, et sur le vaste *plateau* de l'*Asie centrale*, dans les *plaines* du THIBET et de la SIBÉRIE *méridionale*.

D'autre part, une même ZONE, et, par conséquent, le même *climat géographique*, nous offre des *montagnes* dont le *sommet* et les *vallées suspendues* qui les séparent, sont encroûtés de *neiges* et de *glaces éternelles*, et le *siége* d'un *perpétuel* HIVER ; d'autres monts, moins gigantesques à la vérité, mais *théâtres* habituels d'un *froid* plus ou moins rigoureux; des *collines* où règne une *température modérée;* des *gorges* séparant ces collines et ces monts, siége d'une CHALEUR *étouffante,* et des *plaines* au sein desquelles l'action thermométrique répond au climat sous lequel ces plaines sont placées.

La *température* locale varie encore selon l'*aspect* qu'offre la pente des montagnes, et selon que le terrain est incliné au nord ou au midi, à l'est ou à l'ouest; et ces positions variées apportent de plus des différences dans les épreuves hygrométriques auxquelles on les assujettit.

La nature du *sol* : selon qu'il se compose d'*humus*, d'argile, de sable, de calcaire, qui absorbent ou réfléchissent le calorique et la lumière qui en est inséparable, fait encore ressentir en plus ou en moins l'impression de ces fluides, indépendamment des émanations propres qui appartiennent aux matières diverses dont le sol est composé.

Le sol, d'ailleurs, en lui-même, est plus ou moins *humide;* ce qui tient au plus ou moins de perméabilité à l'eau des couches qui le composent. Outre l'influence que cette humidité a sur la qualité du sol lui-même, elle rend vaporeuse, et par conséquent catarrhale, la portion d'atmosphère qui recouvre la localité.

Des contrées sont *arides*; d'autres sont sillonnées par des *fleuves*, des rivières et des irrigations; couronnées, ceintes par des *forêts* qui les rafraîchissent et y font naître et prospérer une riche végétation.

Enfin des *marais* infects et dont le dessèchement demande la main de l'homme, affligent des pays plus ou moins étendus.

Toutes ces circonstances locales influencent plus ou moins la constitution, la manière d'être de ceux qui les éprouvent, et les exposent alors à des maladies qui naissent de ces influences.

Constitution et maladies des montagnards.

Les habitans des MONTAGNES, jusqu'au point où elles sont habitables, ont la constitution de ceux du nord, même dans la zone torride : *sanguins*, ils sont sujets aux maladies inflammatoires.

id. des habitans des plaines arides.

Les habitans des *plaines* arides, surtout si elles sont brûlées, sont secs, bilieux et sujets, par conséquent, aux maladies de cette constitution.

Ceux qui peuplent les *plaines grasses,* Constitution
et maladies
des habitans
des plaines
grasses et
plantureuses ombragées et fertiles, sont grands, pleins de sucs, d'une belle carnation, d'un tempérament mixte : lymphatico - sanguin. Ils doivent se garder d'abuser de l'abondance que leur prodigue la nature, et de l'oisiveté sybaritique à laquelle leur richesse et l'usure avec laquelle leus travaux sont récompensés, peuvent les porter. Leur constitution est heureuse, et leur santé peut être long-temps florissante ; mais ils doivent craindre que leurs faciles écarts ne les mènent mollement à la *plëthore,* et aux maladies qui sont la suite d'une santé en apparence trop brillante[1]. Au reste

[1] « .....*Boni habitus ad summum progressi, periculosi,* » *si in extremo steterint : non enim possunt in eodem statu* » *manere, neque quiescere. Cùm verò non quiescant, neque* » *ultrà possint in meliùs proficere, reliquum est ut in deteriùs* » *ruant. Horum igitur causâ, bonum habitum solvere confert* » *haud cunctanter* (avis aux *Flamands*): *quò rursus nutri-* » *tionis principium sumat corpus. Neque considentiæ ad ex-* » *tremum ducendæ*: avis, toutefois, à la *médecine physiolog.* ;[*]

[*] J'ai vu, depuis dix ans, plusieurs jeunes gens de l'un et de l'autre sexe revenir de la capitale, où ils étaient, ou libres, ou dans des pensionnats pour leurs études, hâves, pâles, exténués, sous l'influence d'une *gastrite chronique;* revenir, dis-je, munis de consultations physiologiques, de 1 à 6 Napoléons la pièce : n'importe ;

cet avis serait applicable aux *Apicius* de
toutes les localités et de tous les climats.

» *periculosum enim: sed qualis natura fuerit ejus qui perfe-*
» *ret eò usque ducendæ. Sic et evacuationes ad extremum*

qui les astreignaient à des applications réitérées de quarante sangsues à l'*épigastre*, à un régime purement végétal, quelquefois totalement muqueux, et à l'usage de l'eau pure pour boisson; et cela,
pendant un temps très-long et indéterminé. Je crois fermement que
tout cela, avec les restrictions que commandent et la quantité et la
qualité et le temps, est, généralement parlant, préférable aux sto-
machiques incandescens, aux vins généreux, au régime tout animal et restaurant qu'on eût prescrit, autrefois en pareille circonstance, pour rétablir, comme on le disait alors, un estomac déla-
bré. Mais n'est-il point à craindre aussi que, par des procédés en
sens inverse à ce dernier; par une *conduite physiologique* trop absolue, on ne parvienne à substituer à une *phlegmasie chronique*
réelle, une asthénie plus réelle encore, et dès-lors incurable?
Cette énorme abondance de sang artériel qu'anime l'esprit de la vie,
et que la sangsue: *non missura cutem, nisi, etc.,* choisit et suce de
préférence, n'est-elle point de nature à épuiser d'une manière radicale ce sujet grêle qui a déjà l'air *exsangue*, et, en apparence, ex-
ténué? Quant au régime absolument maigre, j'y perds, je l'avoue,
le peu que j'avais conservé de mon *latin*. J'avais cru, jusqu'ici, que
les alimens maigres, si on en excepte les glutinoso-féculens fermen-
tés, étaient moins digestibles, échauffaient, et partant, fatiguaient
davantage que ceux tirés du règne animal, parce que ceux-ci étaient
plus appropriés à notre nature. * Et ne voit-on point, en effet, tous
nos matadors de l'ancien et du nouveau style, ces derniers, du reste, n'y regardant pas de si près; tous nos physiologistes peut-être :

* Ce serait peut-être une *thèse* à soutenir que la question de *diges-
tibilité* plus facile des SUBSTANCES ANIMALES, comparées aux alimens
VÉGÉTAUX, et de leur appropriation plus naturelle, comme je le dis, à
notre nature: en un mot, de leur état plus voisin de faculté, de disposition assimilatrice à nos tissus, quoique l'acte de la digestion doive
les dénaturer. D'ailleurs n'ont-elles point un principe de plus que les

Les habitans des *gorges brûlantes* des montagnes éprouvent, par cette position

» *ducentes, periculosæ. Et rursùs, refectiones cùm extremæ* » *fuerint, periculosæ.*» (*Hippocrate, aphor. sect.* 1, *aphor.* 3.

toutes nos vaporeuses d'autrefois, et celles qui le deviendront bientôt, chercher à s'abstenir, ou s'abstenant, sans façon, des lois de l'abstinence, parce que ce régime, disent-ils, irrite leur estomac, les échauffe, leur donne la *dyspésie* ou définitivement, la GASTRITE, puisque maintenant ce mot court les rues. Quoi qu'il en soit, si elle existe cette gastrite, que l'on s'astreigne, si l'on veut, pendant quelque temps, au genre de vie normal qu'on lui prescrit, c'est-à-dire, à l'usage du maigre : mais qu'on ne tarde point tant, selon moi, à reprendre avec les nuances requises, les nourritures légères d'abord, ensuite de plus en plus substantielles, tirées du règne animal ; et à rougir son eau sucrée avec un peu de vin. A la vérité, ou, du moins, puisqu'on le veut ainsi, ce régime légèrement excitant peut ne point s'accorder absolument avec le ton exalté, la légère phlegmasie de la membrane sur laquelle les matériaux en sont appliqués : mais la RÉACTION VITALE, quelque fatigue qu'elle en éprou

végétaux en général : l'*azote*, indispensable à notre économie, puisque, d'après les expériences de M. *Magendie*, les animaux, carnassiers du moins, périssent, si on veut essayer à ne les nourrir que d'alimens *non azotés*. Je ne vois pas que, dans les hôpitaux, on s'astreigne trop, même dans le principe, à sustenter les malades qui, dans les intermittences de leurs maladies, peuvent manger quelque chose, avec des légumes, ou même des petits pieds. M..., dans sa pratique, débutait par des côtelettes de mouton, lorsque l'appétit commençait à poindre ; et il ne m'est point revenu que ses convalescens se fussent trouvés mal de cette cuisine restaurante.... Je ne parle point de cet *Anglais* qui, à *Boulogne*, gâvait ses agonisans de poulardes. Ce docteur breton n'avait point pris ses grades à une Université bien distinguée, sans doute; et ce n'avait point été certainement, du moins, dans une Université *physiologique*. J'ai déjà parlé d'un Anglais malade et moribond, que je trouvai muni, indépendamment de sa *gourde*, d'un pâté succulent de M. *Darquer*; mais ce n'était point par l'ordonnance du docteur, qui, du reste, n'était pas moi : je n'étais que second.

peu favorable, quelque chose des influences tropicales, et sont dès-lors exposés aux

ve, y fait toujours puiser des élémens nutritifs, assez mal élaborés, à la vérité, mais plus substantiels et plus corroborans que ceux qu'elle obtient d'un CARÊME perpétuel; et la vie plus forte encore que les agens trop nutritifs, trop toniques, qu'on offre à son élaboration et à son soutien, finit par surmonter leur trop peu physiologique influence, et n'en répare pas moins à la longue : tant la NATURE est puissante, puisqu'elle nous guérit souvent malgré les médecins et les remèdes! et n'en répare pas moins à la longue, pourvu qu'il reste quelque chose de son ressort au - dessus de la maligne influence des agens de l'alimentation, les désordres des capacités et des viscères qui doivent les recevoir, les dissocier et les résoudre en notre propre substance. J'ai connu et je connais plusieurs hommes porteurs, depuis quarante ans et plus, de nos GASTRITES du jour. L'un d'eux, que je pourrais nommer, vient de mourir à l'âge de 80 ans. Ces hommes ou ces Messieurs se mettaient ou se mettent à table, PLEINS COMME UN ŒUF : c'est leur expression, et sans avoir envie de manger. L'état de ces hommes tenait et tient, sans que j'aie besoin de le dire, à ce que, sans faire d'excès apparens, ils ont trop bien vécu; à ce qu'ils ont trop stimulé, blasé à la longue, leur estomac. Ils ne savent donc plus ce que c'est qu'appétit : et cependant, les VOILA ! la serviette à la boutonnière, ils tordent, vaille que vaille, quelques morceaux, comme s'ils avaient bien faim. L'appétit vient en mangeant, disent-ils; et en effet : la pointe relevée des ragoûts, l'osmazome du rôti, émoustillent les papilles de leur palais, et ils ne laissent point, comme on dit, leur part à leur voisin. Quelques demi-rasades de bon vin, qu'ils feraient bien, même sans gastrite, de tremper d'eau, s'interposent à la partie solide de leur repas, et le couronnent ; et sortis de table, ils vont à leurs affaires; ils vaquent à leurs occupations, à leurs travaux quelquefois pénibles, comme s'ils n'avaient point de gastrite. Ils se maintiennent, en un mot, dans un état de forces raisonnables et qu'un nombre indéfini d'années voit se maintenir dans son équilibre. Le RÉGIME de la gastrite : l'eau gommée et le bouillon de grenouilles, s'ils le risquaient, les guérirait-il? ne romprait-il point, d'une manière irréparable peut-être, cet équilibre de santé passable dans le-

fièvres ardentes et bilioso-adynamiques de ces contrées : ardentes, si la chaleur est sèche; bilioso-adynamiques, si la température est chaude et humide.

Les LOCALITÉS les plus insalubres sont celles des *gorges froides* et *humides des montagnes*, séjour du goëtre et du crétinisme;

Et les *pays* MARÉCAGEUX, foyers de *fièvres* muqueuses intermittentes endémiques auxquelles il ne peut y avoir d'autres terme

Constitution et maladies des habitans des gorges froides et humides des montagnes et de ceux des marais.

quel ils se trouvent? et les conduirait-il médiatement (car, enfin, ils n'y seraient probablement point astreints le reste de leurs jours) au-delà du terme que leur genre de vie forcé, mais uniforme, leur fait atteindre.

Cette plaisanterie, dès lors innocente, ne doit point être prise en mauvaise part par la *médecine physiologique*. Elle n'est, comme on le voit, que la paraphrase de ce précepte du père de la médecine, qui lui sert de texte : *neque considentiæ ad extremum ducendæ, etc.* C'est l'*est modus in rebus, etc.*, du poëte philosophe de l'ancienne ROME. C'est le précepte que j'ai cherché à prendre pour guide dans ma pratique, et si, d'ailleurs, le système, mitigé, de mon opuscule respire quelque chose de ce que l'on nomme maintenant MÉDECINE PHYSIOLOGIQUE, il y a plus de trente ans que je l'avais conçu. En cela je ressemblais à Monsieur *Jourdain* : je faisais de la prose sans m'en douter.

Du reste, cette note sur la gastrite chronique est écrite à l'occasion d'un jeune homme qui était revenu de Paris avec une consultation pour cette maladie présumée, et pour laquelle il s'est appliqué force sangsues à l'épigastre; et il s'est trouvé plus tard qu'il avait le VER SOLITAIRE, dont il rend encore spontanément des lambeaux. Fallait-il des *sangsues* pour cela? *sublatâ causâ, tollitur et effectus.* Et ce n'était pas des sangsues qui pouvaient enlever cette cause-là.

que le desséchement des marais, et , par conséquent , l'*assainissement* de la contrée par la destruction des vastes foyers de miasmes qui entretiennent les endémies fébriles chez les habitans lymphatiques ou lymphatico-mélancoliques de ces pays disgrâciés de la nature.

Quant aux habitans des *gorges humides-froides* des montagnes (les Valaisans par exemple), l'inconvénient de leur pays est inextirpable en lui-même.   On l'affaiblit par de bon feu , des vêtemens chauds, un régime restaurant et tonique.. Mais toutes les facultés ne répondent point à ces conseils ; et, malheureusement, malgré les secours de la *philanthropie* et , ce qui vaut mieux, de la *charité* , dans ces tristes contrées : aux pauvres la besace.

ARTICLE SEPTIÈME.

Des Habitations.

L'*homme*, nu et sans défense, a eu besoin pour se parer de l'ardeur , de l'intempérie des saisons, et de la surprise de ce qui pouvait lui nuire, de se former des *abris* et de se garantir sous des habitations plus ou moins solides, plus ou moins bien entendues selon la proportion de son industrie naturelle ou acquise, et suivant la qualité des moyens qu'il avait à sa disposition.

Simples *cases* de branches, de pieux plus ou moins bien équarris, de gazons ou de terres maniables, chez les sauvages et les *peuplades* à peine ébauchées dans la civilisation, ces abris se perfectionnent dans les *cabanes* et les *maisons rustiques* de nos campagnes; ils offrent toutes les commodités de la vie chez les *citadins* et les *hommes* des *champs* que l'aisance favorise; ils s'approprient à toutes les superfluités chez le *riche*.

Les GRANDS d'autrefois, les HAUTS BARONS de l'*industrie* et des *spéculations* modernes, les PRINCES et les ROIS qui le sont encore, habitaient ou habitent encore des PALAIS; et la DIVINITÉ, tant qu'elle daignera résider parmi nous, reçoit les *hommages*, les adorations de la *multitude*, et souffre même l'indifférence et les dédains de ceux qui se croient des DIEUX, dans des TEMPLES que le *grandiose* et la MAGNIFICENCE de leur *architecture* sur-humaine, rendent dignes, en quelque sorte, de la MAJESTÉ de l'ÊTRE infini qui vient y communiquer avec la *créature* qu'il fit à son *image*.

SALUBRITÉ et COMMODITÉ : voilà ce, qu'avant tout, on doit rechercher dans une HABITATION. En *taillant* une VILLE à notre manière dans l'article qui suivra celui-ci, et que, d'abord, celui-ci devait suivre, nous énumérons quelques-unes des conditions nécessaires à l'*habitation*, pour que ceux qui l'occupent, y respirent un air pur, qui est le second aliment de la vie. Mais outre la disposition générale de la ville, dont une des conditions omises est de recevoir les émanations balsamiques de *l'orient*, nous avons dit, ou plutôt nous dirons que sa salubrité générale tenait ou tient beaucoup de celle de chaque *habitation* particulière ; et cette salubrité spéciale fait la santé de chaque famille et de chaque individu.

Il serait à désirer sans doute que, même dans les *villes*, chaque maison fût isolée en tout sens, de la maison voisine. C'était ainsi, dit l'histoire, qu'était entendue autrefois l'économie de la *superbe Babylone*, la *Reine* des *cités*. Il serait alors permis d'établir des jours sur toutes les faces de la demeure, et l'air, et la lumière qui circuleraient facilement autour d'elle, la pénétreraient en tous sens, dans tous ses points, pour la vigueur et la fraîche coloration de ses habitans, et en portant l'*aura* de la vie dans leurs poumons et toute leur habitude; et en balayant et rongeant tous les *miasmes* disséminés dans des places bien entendues, aussi spacieuses que la fortune individuelle peut le permettre, bien dégagées, d'un abord mutuel facile, sans recoins, sans *nids* toujours inutiles à infection, simplement et proprement tenues, et libres de tous meubles qui les encombreraient sans besoin. ¹ Mais on sent que cet isolement des demeures dans les villes est un projet comme celui de PAIX PERPÉTUELLE du bon abbé *de St.-Pierre;* il est incompatible avec l'exiguité du terrain dont on peut disposer, et avec les facultés pécuniaires de la

¹ A raison de l'indispensable, de l'absolue nécessité de la pénétration de la lumière et de l'air, dans nos habitations, pour la vigueur de la vie, on voit combien est absurde (je suis fâché du terme); combien est *anti-physiologique,* l'établissement de l'impôt sur les *portes* et *fenêtres,* puisque, loin de là, une police bien entendue devrait forcer, engager du moins les citoyens, à donner ces moyens d'assainissement à leurs demeures.

plupart des particuliers. Il pourrait, d'ailleurs, avoir des inconvéniens physiques et sociaux qu'il est inutile ici d'énumérer. On tâchera, du moins, de tellement disposer l'intérieur de la maison, que l'air, surtout, puisse y faire sentir partout sa salutaire influence, en pénétrant par les croisées que les faces disponibles de l'édifice permettront d'établir.

N'est-il point DÉPLORABLE, sous le rapport qui nous occupe, que ce soit surtout à la CAMPAGNE où l'homme des *champs* a toutes les richesses, tous les bienfaits, toutes les douces et salubres émanations de la nature à sa disposition; que ce soit là où, fils ingrat, car il ne lui en coûterait pas beaucoup plus d'établir un jour assez grand en place de son obscur *nid-de-chat* ou de son étroite lucarne à fermeture immobile; que ce soit là où l'homme s'obstine, lui, sa famille, et quelquefois une portion de son bétail et de sa basse-cour confondus, à respirer un air corrompu, usé, sans ressort; à s'étioler, faute de l'impression vitale de la lumière, dans des réduits bas, humides, établis au milieu de la fange; infectés encore par l'amoncellement typhoïde des tas, çà-et-là en désordre, de meubles, de

hardes imprégnées des excrétions hebdo-
madaires, mensuelles, annuelles, sempiter-
nelles même, des vivans et des morts qui
sont et qui furent les hôtes de la cabane !
Et que l'habitant des champs ne croie
pas : ce qui fait, au reste, son moindre
embarras ; qu'il ne croie pas récupérer,
en respirant un air pur, au-dehors, pendant la plus grande partie du jour, ce qu'il
perd de sa salutaire influence dans les
véritables cachots où il s'ensevelit la nuit,
et ses jours de désœuvrement volontaire
ou forcé, au sein même de la *mer*, de
l'*océan* de la vie : son poumon, ressort
régénérateur de son être, a été affaissé,
détendu par une cause débilitante de son
choix ; ce poumon, ce ressort de son existence, n'est plus en rapport avec la vigueur
des agéns énergiques dont il va subir le
contact ; et cet excès de bien qui ne trouvera plus qui lui résiste, peut devenir,
comme un aliment trop substantiel dans
un estomac malade ou affaibli, une cause
de maladie et de mort.

Je ne suis point *vandale :* je reconnais les
puissantes améliorations physiques de nos
jours ; et les *chaumières* de nos campagnes,

du moins dans ce pays, ne sont point étrangères à ces améliorations; mais pourquoi
les heureux de la terre, ceux qui veulent
bien se contenter des délices de la vie, ont-
ils fait pénétrer aussi dans ces innnocens
asiles, le doute d'un meilleur avenir? Leur
léger présent serait alors une bien cruelle
ironie! il n'y a point là *compensation!*

Du reste, les CITADINS, avec la *fraîcheur,*
comme ils le disent, de leurs appartemens,
étroits le plus souvent: inconvénient que
ne détruisent point cette fraîcheur supposée, et les scènes de la nature champêtre,
qu'étalent leurs lambris, et dont les oxides
colorés de plomb, le vénéneux jaune de
Naples, le prussiate ou hydrocyanate de
fer, et l'âcre et mordante essence de téré-
benthine, sauf respect aux arts, forment les
frais; les citadins, malgré leurs recherches
minutieuses, ou plutôt, à cause même de
ces recherches, pour éloigner et d'eux-
mêmes et de leur frêle progéniture tout
ce qui peut nuire, ne sont pas plus sages,
dans leurs brillantes, mais étroites alcoves
acajou, bois de rose ou de Rhôdes, ou
d'ébène, garanties par de riches camayeux,
ou par la perkale à franges élégantes, dont
une flèche dorée maintient ou resserre les

nœuds, que nos *campagnards*, d'autrefois si
si l'on veut, avec leurs rustiques et cras-
seux grabats. Pour vivre, pour se fortifier,
il faut que l'*homme* aspire l'air et la lumière;
et si l'influence de ces fluides réparateurs
n'arrive point jusqu'à lui, son mâle développement et son existence ne sont pas
moins compromis sous les somptueux lambris de l'opulence, ou l'élégance des jolis
cabinets de la *moyenne propriété*, que dans
le réduit peu attrayant de l'indigence.

Que vos *maisons* soient donc bien percées,
propres, bien distribuées et, dès-lors saines;
que votre chambre à coucher soit la plus
grande et la moins encombrée de toutes
celles de l'*habitation*, et que votre lit, placé
toutefois à l'abri des courans d'air, n'y soit
entouré, libre de toutes parts, que de rideaux légers, et seulement pour la propreté et la bienséance, n'interrompant en
aucun point l'accès du fluide qui, comme
nous l'avons dit, est la seconde nourriture
de la vie : *pabulum vitæ.*

Il ne suffit point que toutes les précautions intrinsèques du *maître* aient été prises
pour que sa demeure soit saine : il faut
encore que rien du dehors n'y puisse introduire l'infection. Mais cet office est

celui de la POLICE MÉDICALE, dont je vais parler, pour clore tout ce qui me revient des *circumfusa*.

ARTICLE HUITIÈME.

Quelques aperçus vulgaires de police médicale, relativement aux circumfusa.

Les ARTICLES qui précèdent offrent déjà quelques considérations de POLICE MÉDICALE, relativement aux CIRCUMFUSA, ou *choses qui nous entourent*. Je complète ces aperçus par l'EXPOSÉ suivant :

Des MIASMES ou *influences* de *maladies* CONTAGIEUSES, largement et promptement mortelles, nous arrivent, ce semble, des CONTRÉES LOINTAINES et, en général, méridionales et *orientales*-méridionales : la peste, la fièvre jaune (le *typhus* proprement dit paraissant plutôt affecté aux *régions* boréales et tempérées): et quoique de savans médecins, admirables par la multiplicité de leurs recherches, le courage et l'intrépidité de leurs expériences, prétendent que ces fléaux 'ne viennent point du dehors, qu'ils se développent localement, et qu'ils ne se communiquent

même point, comme contagieux, d'individu à individu, dans les lieux où ils paraissent : cependant, ces opinions, dans
une matière aussi grave, puisqu'il s'agit du
salut de *vastes* populations, pouvant laisser
à contester, il est prudent, jusqu'à ce que
la vérité de ces assertions soit irréfraga-
blement établie ; il est prudent, de la part
des *gouvernemens*, de surveiller les arrivages
partis des contrées suspectes d'une infection qui pourrait voyager et se transmettre, et d'en arrêter, pour un temps
donné, le matériel et les équipages, dans
un lieu isolé, un LAZARET, jusqu'à ce que,
par l'absence ou la guérison constatée de
la maladie et la purification de tout ce qui
appartenait au transport, le tout puisse
être admis sans crainte à la libre communication.

S'il est vrai en général, pour tous les
cas, que le développement de la maladie
soit local, ou puisse être tel : de grandes
précautions *prophylactiques* ou préservatrices n'en sont pas moins à prendre, ou
pour prévenir la naissance de cette maladie
qu'on peut craindre ; ou, si elle est développée, pour isoler ceux qui en sont atteints, et empêcher qu'ils n'en transmet-

tent la contagion ou l'infection à ceux qui, jusque-là, en ont été préservés.

Quant aux précautions *préventives* générales, et avant que la maladie n'ait paru, ou plutôt, pour empêcher, autant qu'il peut appartenir à la faiblesse humaine, qu'elle ne paraisse, elles consistent, si la ville, ou le lieu du rassemblement est encore à constituer, à en établir les rues larges et alignées ; à forcer les particuliers à donner dans leurs habitations dont les distributions seront bien entendues, une libre circulation à l'air et à la lumière[1] ; à prodiguer, dans la cité, les *irrigations* et les lavages d'une eau fraîche et limpide ; à reculer à ses *extrémités*, et sous le vent du nord, toutes les *professions* dont les résultats peuvent produire des émanations *putrides* et *délétères :* les abattoirs, les bauyauderies, les mégisseries, les tanneries, les amidonneries, etc. etc.; toutes les *industries* qui

[1] Nous avons déjà dit qu'un des moyens de parvenir à ce but était de supprimer l'impôt ridicule des portes et fenêtres, du moins pour la *moyenne propriété*, pourvu toutefois, qu'avec son bénéfice, elle ne s'ingère pas d'acheter un *Voltaire* complet : car sans cela, il vaudrait mieux la laisser dans l'ombre. MM. les lettrés me pardonneront cette remarque hygiénique, dont ils sentiront la raison.

tiennent aux arts chimiques, et de l'exercice desquelles résultent des dégagemens
et des propagations, locales à la vérité, de
vapeurs et de molécules *irritantes* et quelquefois vénéneuses, qui n'incommodent
peut-être d'une manière plus patente, que
les voisins de l'établissement industriel ;
qui n'empoisonnent et ne tuent à la longue,
d'une manière plus marquée, que quelques
individus : mais ces quelques individus,
aux yeux des surveillans du bien-être de
la *grande famille*, n'en méritent pas moins
que cette grande famille toute entière,
leur protection paternelle et éclairée, et
ne sont point tenus dans la *société*, dont ils
paient leur part de frais et qu'ils servent
aussi de leur industrie et de leurs moyens
quels qu'ils soient, à compromettre leur
santé et leur existence, pour épargner des
déplacemens un peu incommodes et un peu
plus dispendieux, non point de domicile,
mais de travaux malfaisans, à ceux qui les
transporteraient hors de la population,
pour l'avantage de la salubrité publique
et privée, et celui de leur propre santé,
qui, d'ailleurs, est la moins et peu compromise dans leurs opérations, puisque les

résultats volatils, délétères et *maculans* de celles-ci, sont tous pour leurs voisins. [1]

Ces précautions consistent à isoler, pour leur propre salubrité et la salubrité publique, les *établissemens* de *bienfaisance* et de *correction* : les *hospices*, les *hôpitaux*, les *prisons*; à établir des *bains* publics; et l'*administration*, cherchant à procurer une aisance générale, à déterminer par-là la propreté privée; à établir dans son sein,

[1] J'écris sur la *police médicale* des *circumfusa*; et je suis placé, serré comme dans un *étau*, entre une *chapellerie* dont la fumée, les émanations noires, âcres et mordantes salissent tout ce qui m'appartient, et m'étouffent; et un *abattoir*, en face de la rue, dont les produits, promptement putrescibles, inondent le ruisseau. La salubrité et je ne sais quelle décence publique sembleraient faire désirer que, sans faire tort aux intérêts des exploitans, ces émanations et tous ces objets fussent hors de la vue et du contact des citoyens. Du reste, on voudra bien se rappeler ici une de mes ÉPIGRAPHES : *Dicere de vitiis*. Je cite ici un *exemple* qui a trait à mon but, sans avoir intention d'atteindre les personnes qui, naturellement, cherchent leurs intérêts et leurs commodités : mais d'autre part, il est permis de défendre son terrain, sa santé et même la décence publique. Du reste, je le répète, et on me croira : je ne veux nullement troubler ni déranger l'industrie de mes concitoyens : j'aime mieux souffrir; je cite seulement un exemple, parce que je l'ai sous la main.

comme au-dehors, des *promenades* ombragées.

Ces soins de *salubrité publique* et qui peuvent s'étendre aux *villages*, qui ne savent point profiter de leur bonheur :

O félices nimium, sua si bona nôrint, etc.

comme aux villes, sont comme on le sent bien, prophylactiques pour beaucoup d'autres maladies que celles que nous avons ici spécialement en vue, dans l'intention, pour les unes comme pour les autres, d'en prévenir la naissance.

La MALADIE règne-t-elle : toutes les mesures de santé générale et particulière que je viens d'indiquer (en taillant sans gêne en plein pièce dans la marchandise : mais on peut conclure du plus au moins), toutes ces mesures seront aussi salutaires aux malades qu'à ceux qui, jusque-là, auront été préservés. Mais il faut, pour la santé et le salut publics : *suprema lex*, isoler impitoyablement ' les seconds des pre-

---

' La SCIENCE semble maintenant regarder comme *superflus*, comme *cruels*, comme meurtriers, l'*isolement* et les cordons sanitaires.

Supposé que l'*isolement* ne soit point *philosophique* pour les individus habitant dans un quartier contagié,

miers, en conservant à ceux=ci tous les soins, inutiles à détailler, que l'humanité et la position réclament, soins qui leur sont prodigués par des *hommes*, et tous les *médecins* sont dans ce cas, qui en ont le noble et admirable dévouement, et qui s'isolent à leur tour par des précautions connues[1].

La CONTAGION, l'infection, la maladie, coupées et déracinées, on lave, on recrépit, on reblanchit, on désinfecte la ville entière et ses habitations; on lotionne, on fumige, on brûle même tout ce qui a servi aux

mais que la *contagion* ou *l'infection* n'a point encore atteints, il doit, ce semble, être employé pour ceux que *l'épidémie* afflige, et pour le quartier même où la maladie s'est déclarée, afin d'en éloigner les habitans des autres quartiers.

Quant aux *cordons sanitaires*, il faut les écarter beaucoup plus qu'on ne le faisait autrefois, de la *ville* ou du lieu *infecté*, pour que les individus sains puissent se répandre en liberté dans le cercle, et que les malades mêmes y soient transportés, mais placés, prudemment, hors de ceux qui se portent bien.... Je doute que cette opinion, de nature à rester inconnue, à raison de l'obscurité de l'œuvre, soit, sans cela, toute mitigée que je la donne, de nature à ôter quelque chose de leur rigueur aux mesures plus que sévères, inspirées par la terreur qu'inspirent surtout les *typhus* Américain et d'Orient.

[1] *Voyez* la note page 219.

contagiés ; tous les habitans prennent un bain individuel, et les Temples, jusque-là fermés, s'ouvrent aux actions de grâces qui montent vers l'Être *infini* qui *châtie* et qui *pardonne*.

Les soins de la police médicale, quant aux *circumfusa*, sont immenses : il est d'autres contagions dont l'apparition ne peut être prévenue : la *scarlatine*, la *rougeole*, la *variole* : mais les *bureaux de charité* doivent étendre leur sollicitude à ce que, chez les indigens, les malades atteints de l'*épidémie* soient isolés les uns des autres, chacun, au moins, dans un lit ; à ce qu'ils soient placés dans un lieu bien aéré, couverts et rechangés de linge blanc de lessive : ces soins procureront les trois-quarts de la guérison ; puisque, sans eux, la maladie la plus bénigne, et surtout les maladies éruptives, peuvent dégénérer en *typhus*. Cette remarque *ne devrait pas* concerner la *variole*, qui a son *préservatif :* la vaccine. [1]

---

[1] La *petite-vérole* n'avait point régné à *Guînes* (Pas-de-Calais) et dans son *canton* (dix-sept communes), depuis 1811 jusqu'à 1829, c'est-à-dire, jusqu'à l'année où j'écris ceci, qu'elle paraît vouloir y sévir. Aussi n'y voit-on aucune figure de dix-huit à vingt ans outragée

Les mêmes soins de propreté seront observés dans les *hospices d'enfans trouvés*, asiles dans lesquels se propagent avec rapidité deux maladies graves : l'endurcisse-

par les traces de ce vilain *exanthême*. Toutefois, au milieu des nombreuses *vaccinatious* que j'ai faites (deux à trois mille, peut-être plus) depuis l'époque assignée, j'ai toujours annoncé les ravages que la *petite-vérole* pourrait faire un jour dans le pays, ne pouvant répondre de la plus grande partie de mes vaccinés, puisque sur cinquante vaccinations quelquefois, que j'opérais en un jour, on ne me représentait pas au bout de huit jours cinq vaccinés (et on sera assez équitable pour convenir, même MM. les *préfets*, qu'il est plus convenable et plus facile que cinquante personnes viennent en un jour présenter leurs enfans au *vaccinateur* qui, d'ailleurs, les a servies gratuitement, qu'à celui-ci, qui a d'autres occupations que la vaccine, d'aller, le même jour surtout, et quand ce serait, en deux ou trois jours! dans cinquante maisons, souvent séparées à la campagne par de grandes distances). Quoi qu'il en soit, ayant laissé l'exercice de la médecine pour des raisons d'âge, surtout de santé et d'autres motifs, je n'ai point voulu toutefois, par informations du moins, rester étranger à la connaissance de la nature, des progrès et des ravages, s'ils devaient exister, de l'ÉPIDÉMIE régnante; et MM. *Garasse-Bigourd* et *Guilbert* (que les espérances de l'art viennent de perdre), mes *honorables confrères*, ont la bonté de m'informer : 1º que jusqu'ici la *variole* n'atteint que les *non vaccinés*, et que si quelques anciens *vaccinés* subissent une *éruption*, elle est légère, superficielle, discrète : *varicelle* et *varioloïde*, et que *personne* n'en meurt, tandis

ment cellulaire et le muguet, sans compter les maladies propres aux hôpitaux, et spécialement le *typhus nosocomial*. Les *hospices des vieillards*, pour l'un et l'autre sexe exigent les mêmes soins assidus.

qu'il est mort plusieurs variolés non vaccinés. Toutefois, je le répète, je ne réponds point de toutes mes vaccinations. Les *parens* doivent se montrer plus complaisans pour les vaccinateurs généraux, et les *autorités* devraient les engager à cette complaisance. Il serait urgent aussi de décider s'il faut vacciner plusieurs fois dans la vie. Si la vaccine ne préserve que pour un temps, elle serait un *fléau* sans la précaution recommandée.

Je suis assez heureux pour dire en 1830 que l'*épidémie variolique* de 1829 s'est *éteinte* rapidement, faute de *matière* ou de proie sur laquelle elle pût se fixer; qu'aucun des *vaccinés* depuis 1811 n'a été atteint de la vraie variole ou n'est mort de la varioloïde. La *variole* n'avait pas régné dans le pays depuis dix-neuf ans, ce qui ne s'était jamais vu. Si la *vaccine* n'était préservative, quel ravage n'eût point fait la petite-vérole sur une population de quatre mille ames pour le *chef-lieu* du canton seulement, qui, depuis 1811, n'avait point connu ce *fléau!* Depuis deux ans que je n'exerce plus, mes confrères continuent à en préserver le pays. Mais si personne ne nous prise, puisque même autrefois MM. de *Lachaise* et *Duplaquet* ont oublié de nous faire compliment, *prisons-nous* du moins un peu nous-mêmes, en disant que depuis 1811 et même années antérieures, nous avons été assez heureux pour donner dans ce pays une base large à l'extirpation du *funeste exanthême* que, dit-on, dans des temps loin de nous, nous avait légué l'*Arabie*.

Les HÔPITAUX, placés à l'extrémité des rayons des villes, et sous le vent du nord de celles-ci, seront ventilés, chauffés. Des cours spacieuses, ou mieux, des jardins ou promenades ombragées, permettront aux malades de dilater leurs poumons froissés par l'air décomposé, sans ressort, lourd et miasmatique de leurs salles, quelque bien tenues qu'elles puissent être; de les dilater, dis-je, à un air pur et régénérateur..... Il serait bon, du reste, qu'un hôpital résultât de corps-de-bâtimens séparés, isolés dans un vaste enclos. Le service en serait plus difficile : il le serait moins si les corps-de-bâtimens communiquaient entre eux par des galeries aëriennes. Quoi qu'il en soit, les malades se trouveraient mieux de cette plus saine disposition; et c'est le bien-être du malade qu'on doit rechercher : nous sommes à son service. Les *hôpitaux* sont des *maux nécessaires* : car on guérirait mieux dans des *maisons isolées*, et on n'y contracterait pas des maladies graves qui n'appartiennent qu'aux hôpitaux. Mais, nous le répétons, les hôpitaux et hospices sont, pour plusieurs raisons, des maux nécessaires; et dès-lors, on doit les rendre les moins meurtriers qu'il est possible. Il est ici question d'*hygiène*, et il est permis d'y parler avec liberté.

Des soins associés aux précautions que la sécurité publique exige, empêcheront que les *maisons de sûreté* et de correction où l'on retient ceux qui ont outragé la société par leurs délits et leurs crimes, ne deviennent des *foyers d'infection* et de *mort*, non seulement pour les délinquans et les criminels, mais pour les *citoyens* mêmes dont les habitations entourent ces asiles, qui ne doivent être que ceux de l'expiation et, peut-être, du repentir.

Les *écoles publiques et privées*, surtout celle des petits enfans, ne seront point oubliées. Les excrétions de la peau sont actives à cet âge : leurs produits vaporeux, joints à ceux de la respiration, et, assez souvent, à ceux d'autres excrétions, de tant de *marmots* pressés, entassés les uns sur les autres, vicient rapidement l'air atmosphérique que l'incurie et la lésinerie peut-être des *instituteurs* et *institutrices* ne laisse que rarement renouveler, surtout pendant l'hiver, dans des lieux étroits où tout cela est claquemuré. L'air doit être remplacé plusieurs fois pendant la *classe,* comme dans les salles d'étude des divers degrés d'enfance et de jeunesse, comme dans tous les lieux de grand et long rassemblement ; et tous ces emplacemens doivent être tenus avec propreté.

Les Églises, quoi qu'en dise l'*architecture,* qui n'est point ici exclusivement dans son *domaine,* lequel est un peu aussi celui de la MÉDECINE, ne doivent être, surtout dans les pays du nord, que latéralement ouvertes, du moins par l'adjonction de *tambours* intérieurs immédiatement appliqués. Les *portes* de *face* au *chœur,* qui ne devraient être, du moins, que pour l'ornement et pour les sorties d'apparat (fermées en toute autre circonstance), frappent, restant ouvertes, le *dos* de la *multitude* et de ceux surtout qui, venant de loin, sont plus ou moins en sueur ; et peuvent déterminer, par la direction à *plat-dos* qu'elles donnent à l'air, des phlegmasies graves de la poitrine et de la gorge. Celui qui écrit ces remarques en a été la victime et en portera la peine ; et Dieu n'exige pas, par respect pour l'architecture, et en compensation des adorations que nous allons lui offrir, que nous sortions de sa *Maison* avec un rhume, la grippe, une pneumonie aiguë, ou le germe d'une pneumonie chronique, dont on conçoit le plus ordinaire événement. Les *portes latérales* ne présagent point le danger que nous venons de signaler, même pour les fidèles uniquement, qui seraient au bas de l'*église*, dans la ligne du courant de l'air, parce que cet air leur frappe, leur rase seulement la figure, ce qui n'a point, bien loin de là, l'inconvénient de son impression directe sur le *dos* des assistans ; puisque, comme chacun l'éprouve, c'est à cette région que se trouvent les pores perspiratoires les plus nombreux et les plus larges ; que c'est de là qu'on sue le plus et le plus abondamment, et que cette région n'étant autre chose qu'une des parois les plus étendues de la poitrine, à laquelle est accolée la face la plus large, la plus dense, la plus humide, la plus nerveuse, la plus impressionable du poumon, il n'est point étonnant que l'effort perspiratoire étant brusquement arrêté par le froid, le résultat de cette *répercussion*, de cette *rétrocession* du fluide, ne soit l'affection maladive subite de l'*organe* le *plus frêle* et le *plus important* de l'économie. Nous le répétons, nous l'avouerons même, et alors l'*architecture* rentre dans tous ses droits, on peut suppléer aux portes latérales par l'établissement des *tambours* en avant des portes du bas : ils ont même l'avantage, par leurs portes matelassées, de mieux fermer l'accès à l'irruption de l'air froid extérieur, d'autant plus que ces portes, par leurs ressorts, se ferment immédiatement sur chaque entrant : mais encore faut-il faire ces tambours et les faire immédiatement ; c'est un devoir impérieux de l'art envers ceux qui doivent le remercier de ses œuvres : *maxima spontè, quin et piè adstantibus debetur reverentia....* Cependant (pour sortir de ma digression un peu longue, mais qui est de mon sujet), des *issues latérales à mi-chemin* (les églises en croix avaient cet avantage), et du fond principalement, permettent d'assainir de temps en temps et de dessécher les *édifices* sacrés dont les pavés plus élégans, de marbre, font regretter aux catarrheux les bancs, *un peu féodaux*, d'autrefois, qui conservaient mieux la chaleur,

mais recélaient et accumulaient des *miasmes*
qui, il faut l'avouer, n'étaient point toujours
sans danger. Serait-ce manquer de vénération et de respect, que d'exprimer le vœu
qu'il fût permis, dans nos *églises*, à la *calvitie*
et à la *vieillesse,* de se coiffer de la *calotte*
grecque, au défaut de *perruque?*

Je ne parle point des *cimetières :* ils sont
relégués au-delà de nos *cités.* Cela est bien,
sans doute, sous le rapport hygiénique.
Cependant nos dépouilles y étaient foulées
de six pieds de terre ; dans les communes
peu populeuses surtout, les émanations ne
se faisaient guère sentir ; et il y avait quelque chose qui tenait du tendre et res-
pectueux souvenir, quelque chose de profondément *religieux* pour les *vivans,* de dire
au sein des *générations pressées* qui les pré-
cédèrent : *Scio ego quòd* [1] *Redemptor meus
vivit, et in novâ die resurrecturus sum!*

Les *amphithéâtres anatomiques* au sein des
villes exigent au moins autant de sollici-

---

[1] Peut-être le *quòd* est-il ici du latin de cuisine,
comme dans une de mes *épigraphes.* On pourrait mettre
quia, si mieux l'on n'aimait un *que* retranché.

citude de la part de l'ADMINISTRATION, que nos restes desséchés dans les cimetières, et le dernier asile où ces restes reposent.

Enfin l'HYGIÈNE PUBLIQUE, sous le rapport des *circumfusa*, a à diriger en grand, pour la *salubrité* de la société, le défrichement des terrains et celui des forêts, sous le rapport de l'opportunité médicale, ou la restauration de ces dernières; le creusement, le curage et la direction des canaux et des rivières, le desséchement des marais, les exhumations générales, et bien d'autres soins qui échappent à mes *coups-d'œil* rapides et incomplets, que dirigent, du moins, la plus pure *philanthropie*, et qui font pressentir, si on daignait quelquefois s'abaisser à consulter sa partie *prophylactique*, que la *médecine* a d'autres soins que de distribuer de la *rhubarbe* et du *séné*.

Du reste, toutes ces précautions *prophylactiques* et (malheureusement sans doute) curatrices, spéciales et publiques, sont plus de mise que jamais dans ce moment (1831), où un fléau dévastateur, né au sein de l'Asie centrale, désole tout l'orient de l'Europe, et paraît ne devoir s'arrêter,

faute d'aliment, qu'aux confins de l'Europe
occidentale, et dont, peut-être, on ne
pourrait se préserver qu'en se réfugiant
dans les contrées à l'orient, où elle a épuisé
ses ravages. (Voyez ma note sur le *Cholera*,
à la *Pathologie*, 3ᵉ partie.)

ARTICLE NEUVIÈME.

Conclusions succintes des principales considé-
rations hygiéniques, relativement aux cir-
cumfusa.

Le FROID, le CHAUD, le SEC et l'HUMIDE des
anciens, dans leur isolement ou leurs combinaisons, *qualités* d'ailleurs qui étaient les
types de leurs TEMPÉRAMENS, et auxquelles,
incidemment, viennent se joindre l'influence de la lumière et celle de l'électricité:
voilà la MATIÈRE PRINCIPALE de cette *portion*
de l'HYGIÈNE qui a trait aux *circumfusa*, ou
choses qui nous entourent. Car, quant aux
émanations dont l'ATMOSPHÈRE est le *réceptacle*,
si l'*hygiène* et la *prophylactique* enseignent
à se garantir de leur action souvent malfaisante et délétère, elles sont, relativement
à leurs effets, et aux moyens médicateurs

que ces effets éprouvés par notre économie
exigent ; elles sont alors plutôt du ressort
de la *thérapeutique* que de celui de l'hygiène.
Or, les conclusions principales que l'on
puisse tirer de l'*influence hygiénique* sur
nous des qualités et de leurs accessoires
que nous venons d'assigner, et des précautions *prophylactiques* qu'elles exigent de
notre part, se trouvent, en quelque sorte,
inscrites en résumé à l'article *Air*, réceptacle comme base et menstrue général de
l'atmosphère, de ce qui constitue principalement les *circumfusa*, soit relativement
à ses qualités, soit relativement à ses
contenans. Les *paragraphes* de cet *article :
Air*, page 189, ayant pour *titres :* CONSEILS
de l'HYGIÈNE dans les cas d'air *sec* et *froid :*
pays du nord, montagnes, hiver ; d'air *sec*
et *chaud :* sables de l'Afrique, contrées
méridionales arides, été dans tous les climats et les contrées qui offrent cette dernière condition ; d'air *chaud* et *humide :*
côtes de l'Amérique tropicale, régions inon-
dées pendant la saison chaude ; d'air *froid*
et *humide :* pays septentrionaux marécageux,
fin de l'automne et hiver pluvieux, etc.,
contiennent ces conclusions, dont le *chapitre*

entier que je finis est le développement qui les amène. Ce *résumé*, et celui qui termine mon premier chapitre, sont les sommaires des deux parties les plus importantes sans doute de l'hygiène, en même temps qu'elles sont les plus étendues, et comprenant tout ce qui a rapport aux *ingesta* et aux *circumfusa*. Mais j'ai déjà prévenu que, sans doute, je n'en ai qu'effleuré la *matière*.

CHAPITRE TROISIÈME.

—

APPLICATA,

OU DE CE QUE NOUS APPLIQUONS SUR NOUS.

—

Nous dirons sommairement, ayant l'intention toutefois de n'omettre rien d'essentiel ; nous dirons, quant aux avantages que la RÉACTION VITALE régulière, c'est-à-dire, la conservation de la santé, ou, la libre distribution des forces de l'économie, tire des autres moyens de l'*hygiène* qu'il nous reste à examiner ou plutôt à parcourir, et aux inconvéniens que, quelquefois, elle en doit craindre et repousser, que :

Vêtemens. Quant aux *applicata*, ou *choses que nous* APPLIQUONS *sur nous*, les VÊTEMENS, nécessaires pour les habitans des pays froids et d'une température irrégulière ; plus nécessaires pour les vieillards et les personnes épuisées par la maladie, et formés alors de tissus laineux, peu conducteurs du calorique, et dont la *couleur* n'est point indifférente, puisque les couleurs obscures, rendant alors ces vêtemens plus chauds, absorbent, tandis que les couleurs éclatantes, la blanche surtout, réfléchissent ce fluide; nécessaires, d'ailleurs, chez les peuples civilisés, 1° pour la décence, et en second lieu, parce que les hommes y sont amollis par les délicatesses même de la civilisation; devenant plus légers toutefois, et formés alors de tissus de soie, de lin, de coton, à mesure que les hommes vivent sous une latitude de plus en plus rapprochée de l'équateur; plus chauds, d'ailleurs, en *hiver* qu'en *été*, dans les saisons humides que dans les saisons ou constitutions atmosphériques sèches: les premiers, au surplus, ne devant être quittés que lorsque les chaleurs sont bien établies, et devant être repris au déclin de ces chaleurs, surtout par ceux que leur âge et leur faiblesse rendent très-impressionnables, faiblesse, d'ailleurs, pour entrer un instant dans le domaine de la pathologie et de la thérapeutique, qui, hors celle de l'*âge* et de la *convalescence*, peut n'être, et n'est toujours, peut-être, qu'indirecte, fallacieuse, tient à la phlegmasie chronique d'un viscère qui fait irradier vers lui les forces qui, alors, abandonnent la périphérie, et demande qu'au régime et au traitement adoucissant on associe les révulsils qui agissent au-dehors : et les vêtemens chauds, la laine, la flanelle sont dans ce cas, et par leur propre nature stimulante, et parce que, non conducteurs du calorique, celui-ci reste au profit de l'irritation de la surface : ceci étant, je crois, avec la patience, le temps, les années, un des grands secrets, peu lucratifs pour *Esculape*, du traitement des malades chroniques ;

Nous dirons que les *vêtemens* sont, en général, des moyens débilitans ; des moyens qui affaiblissent radicalement la *réaction vitale*, quoique, toutefois, rendus nécessaires à cette *réaction* dans sa faiblesse même, comme les corps de baleine aux muscles de celles qui s'en emprisonnent, parce qu'ils amollissent, étiolent nos tissus, surtout ceux qu'ils recouvrent immédiatement ; qu'ils nous rendent plus susceptibles alors d'être maladivement affectés par les intempéries des saisons, des climats, des localités, si nous n'avons soin d'en régler l'emploi selon les circonstances : intempéries toutefois que, dans l'enfance et la jeunesse, une éducation solide et salutaire doit, en général, chercher jusqu'à un certain point à braver, pour que, dès-lors, et pour la suite, l'homme s'aguérisse contre tous les travaux et les traverses de la vie. (Voyez la note de la page 101.)

Nous dirons que les *ligatures* : cols, boutons, ceintures, cordons, boucles, jarretières, etc., utiles, quelques-unes indispensables, quelques-unes pouvant être supprimées et l'étant en effet ; utiles, dis-je, pour soutenir les diverses pièces d'habillement qui servent à nous couvrir, ne doivent point, par une constriction qui n'est point nécessaire, gêner nos mouvemens, surtout la circulation, à la tête principalement : ce qui peut être mortel, et déformer d'ailleurs nos membres.... Ici prendrait sa place l'absurde *maillot*, foudroyé par l'éloquence de *Jean-Jacques* ; et l'usage non moins meurtrier des *corps à baleine* et des *buscs* des femmes : machines au moyen desquelles elles parviennent à rendre plus étroite la portion de la poitrine, ou sa base, qui doit être la plus large ; à rétrécir et à rendre leur estomac

Des
Ligatures.

Du Maillot,
des Corps à
baleine ;
Busc.

impuissant pour ses fonctions digestives, à y déterminer des phlegmasies chroniques et le cancer du pylore ; à comprimer, contondre le foie [1] et à lui faire refouler le diaphragme aux dépens de la capacité de la poitrine ; à déterminer des tubercules dans le poumon, ou, du moins, à gêner le développement de cet organe sanguificateur ; à y interrompre plus ou moins la circulation, ce qui mène aux anévrismes du cœur et des gros vaisseaux ; à altérer alors l'organe même de la respiration, et, sans parler des congestions cérébrales et de l'affaiblissement de tout le système musculaire, à faire mourir languissantes et phthisiques les femmes qui préfèrent les formes de convention, pour ainsi dire, à celles qu'elles tiennent de leur conformation régulière, et qu'elles doivent seulement maintenir sans efforts, dans la me-

[1] Des vérifications nécroscopiques récentes, consignées dans la *Gazette de Santé* (c'est avec bien du regret que le nom de leur auteur m'échappe), ont démontré que le *foie* était creusé d'un long sillon transversal, à fond perlé et fibreux, déterminé par la violente compression du rebord inférieur des côtes, chez plusieurs femmes qui s'étaient fortement comprimé la poitrine et l'abdomen, au moyen de corps ou corsets à baleine.

sure qui leur appartient. Que sera-ce si, avec ces entraves, la femme est dans cet état qui la destine à éprouver les douceurs de la *maternité?* et combien n'est-il point à craindre que l'être frêle , souffrant et froissé , auquel elle donnera péniblement le jour, ne lui en fasse sentir que les amertumes ?

Nous dirons que les *lits,* disposés, d'ail- Des Lits. leurs, dans un endroit aëré , comme nous en avons fait la remarque , doivent avoir une molesse raisonnable , mais point trop affaiblissante ; et que c'est épuiser ses forces de gaîté de cœur que de charger ces lits de trop de couvertures.

Nous dirons que c'est en observant les Des Fards. RÈGLES DE L'HYGIÈNE, en modérant leurs passions, en ne faisant point de la nuit le jour et du jour la nuit, que les *dames* conserveront leur fraîcheur ; que les fards décevans ,

Pour réparer des ans l'irréparable outrage ,

rongent ou flétrissent ce que le temps rapide a conservé de leur beauté, et qu'ils n'ajoutent rien aux attributs de la jeunesse dont ils font fuir les traces avec plus de

rapidité; que s'il est des *fards* plus innocens, ce sont ceux qui sont extraits des
substances végétales, et que les *bains* préparés avec les substances douces de ce
règne, avec les substances animales du
même caractère; en un mot, avec les solu-
tions gélatineuses, sont les seuls *cosmétiques*
généraux qui puissent être employés sans
inconvénient.

Des
Cosmétiques
proprement
dits.

Des
Frictions.

Nous dirons enfin que les *frictions sèches*
et les *frictions spiritueuses*, mais qui semblent déjà remplir, en quelque sorte, une
indication thérapeutique, donnent du ton,
de la vigueur aux solides, favorisent ainsi
la distribution uniforme des humeurs, et
les excrétions, surtout celles qui se font
par la peau. Les *frictions balsamiques* ont
quelque chose de plus nervin : les spiritueux en sont le véhicule;

Des
Onctions,
des Bains.

Que les *onctions* huileuses et les *bains*
tièdes, d'ailleurs, moyens de propreté,
relâchent la peau et tous les solides de
l'économie, tandis que les bains froids,
mortels pour les faibles, à moins qu'on ne
les y habitue graduellement, et que l'atonie
ne soit pure, et, par conséquent, point
fallacieuse et déterminée par une affection

organique; toujours mortels pour ceux qui sont disposés à la phthisie, sont des réactifs puissans, toujours de plus en plus corroborans pour les forts.

Je me *flatte* d'être, par la *grâce de Dieu*, chrétien et bon *catholique*, et cependant, comme *médecin*, je me permettrai, relativement à l'application des liquides froids, de faire l'humble remarque, qu'il serait à désirer, et cette remarque n'est nullement philosophique (je prends ici la philosophie en mauvaise part), que dans l'*hiver*, les *irrigations*, dans l'administration du sacrement de *baptême*, se fissent, sur la tête du frêle enfant, avec l'*eau dégourdie*; et, plein de vénération pour les *ministres* sacrés de notre sainte *religion*, puisque, cependant, l'homme est faible, et qu'un sur *dix mille* peut enfin faillir (et sans cela d'ailleurs), j'exprimerai le vœu que si l'intégrité du *sacrement* peut l'admettre, l'*effeta* devienne purement *fictif*.... J'ai résolu, dans cet *écrit*, de dire tout ce que je croyais propre à la conservation de la santé de l'homme, et j'ose me flatter de l'espoir qu'en considération de la pureté et de la grandeur de mon motif, la dernière liberté que je viens de prendre me sera pardonnée. Si elle est indiscrète et irrévérente, je la proscris immédiatement et sans mesure.

CHAPITRE QUATRIÈME.

___

EXCRETA,

OU DES EXCRÉTIONS.

___

PARMI les EXCRÉTIONS, il en est de *natu-relles* : la transpiration, la sécrétion uri-naire, les évacuations alvines, le flux menstruel, etc.

Excrétions naturelles.

On sait combien la régularité de l'*ex-crétion transpiratoire* est essentielle à la plénitude du jeu de l'économie, puisque nous perdons par elle, en vingt-quatre heures, les cinq-huitièmes de ce que nous prenons chaque jour en alimens et en bois-sons. Ce n'est point seulement dans les pays du nord que la suppression de la transpiration, pour la production des ma-ladies catarrhales et inflammatoires, est à craindre, lorsque par imprudence on s'ex-pose au froid, étant tout en sueur, soit après un travail forcé, soit en sortant de

Transpira-tion.

ces sortes d'étuves ¹ que l'on nomme *poëles* dans le pays, et qui servent de chauffoirs communs à la famille; mais cette suppression est même redoutable entre les tropiques, où, ce que l'on nomme grain de pluie, ou bien une brise passagère, peut, en mouillant la périphérie, faire contracter immédiatement une maladie grave et mortelle, surtout à l'*Européen* imprudent qui se met trop à la légère dans ces climats brûlans. Je tiens cette vérité pratique du modeste, bon et très-honnête M. Legros, navigateur distingué de Calais, et qui en était tellement pénétré, qu'il conservait ses habits de drap de laine dans tous ses voyages, même sous la ligne; habits qu'il tenait et qu'il tient toujours croisés sur la

---

¹ Il est cependant une sorte d'ÉTUVES *hygiéniques* et *thérapeutiques* au besoin, populaires d'ailleurs en RUSSIE, desquelles les baigneurs sortent pour aller se rouler nus dans la neige. Mais alors, la chaleur contractée a été tellement forte, qu'elle peut résister un certain temps, sans danger pour le baigneur, à l'impression d'un froid contraire. C'est ainsi, dans un sens opposé, que l'énergie vitale, par l'habitude toutefois, peut résister à une chaleur excessive : tel, cet *Espagnol* qui restait dans un four à côté d'une volaille qui cuisait auprès de lui, et qui mangeait la poule avant de sortir de ce peu commode réduit.

poitrine, et que, par un *tic* qu'il a conservé des colonies, il recroise avec prestesse, à *Calais* même, pour peu que quelque fraîcheur vienne inopinément le frapper.

L'excrétion urinaire, qui semble nous débarrasser, immédiatement, du liquide excédent de l'alimentation, et successivement de celui du fluide circulatoire, auquel sont mêlés, dans ce dernier cas, divers produits désormais inutiles à l'organisation, n'est pas moins essentielle que la transpiration. Les *gens sédentaires* surtout, pour parer, autant que possible, à la production de la gravelle et du calcul (résultats de la précipitation et de l'agglomération simple, binaire, ternaire, etc., d'un ou de plusieurs sels de l'urine), auxquels, indépendamment des dispositions individuelles, ces personnes sont sujettes, doivent soigner l'excrétion urinaire et ne point oublier de s'y livrer : mais avant, ils doivent marcher un peu, pour mêler, en quelque sorte mécaniquement, l'urine dans la vessie. M. *Lickson*, ancien chirurgien distingué d'*Aire* en Artois, mon premier maître, sautait, la nuit, à bas du lit, et faisait quelques tours dans sa chambre, avant de se livrer à l'excrétion dont nous parlons.

Evacuations alvines. Il ne faut pas plus oublier d'aller à la *selle* que d'uriner. Mais ici, la volonté n'est pas toujours réputée pour le fait. Cette difficulté, ou cette presque impuissance, se fait aussi remarquer chez les personnes sédentaires, les navigateurs dit-on, surtout ceux qui ne sont point du métier, ce qui se conçoit par le mouvement anti-péristaltique qu'on éprouve alors ; les hommes affairés et les vieillards.

La *jovialité*, les dispositions heureuses, la morosité, la brusquerie, le peu d'obligeance du caractère peuvent dépendre de ce qu'on est ou libre, ou constipé. On peut voir ce que M. *Percy* dit sur ce chapitre dans le *Dictionnaire des sciences médicales.* Cet érudit, malin et spirituel professeur recommande surtout à ceux qui ont quelque grâce à solliciter d'un *ministre* ou d'un haut *administrateur*, de s'informer préliminairement du portier si *son excellence* a été au petit endroit, et, en cas de négative, de remettre la demande à une audience qui se présenterait sous un meilleur augure.

Les *femmes* connaissent les imprudences qui peuvent arrêter le *tribut* qu'elles doivent à leur sexe, et la conduite, ainsi que les moyens qui sont de nature, par leur plus ou moins d'efficacité, à coopérer à la réparation des désordres que souvent elles doivent à leur peu de précaution.

Il est des *excrétions artificielles :* les saignées d'habitude, les cautères, les évacuations alvines artificiellement produites, les évacuations salivaires ou du *mucus* nasal déterminées par les sialagogues et les errhins.

Ces évacuations artificielles, quoique souvent imprudemment établies, seront respectées, et on ne doit les supprimer qu'avec réserve.

Il est d'autres *excrétions naturelles* que *celles* dont nous avons parlé : modérées, elles sont toutes nécessaires au maintien de l'équilibre des actions qui constituent la vie, puisqu'elles sont, quelques-unes dans des vues hors de l'individu, établies et sollicitées par la nature ; tandis que lorsqu'elles sortent, et d'ailleurs toutes les excrétions en général, des bornes ordinaires, elles affaiblissent l'énergie de ces actions, et altèrent la santé d'une manière plus ou moins durable, plus ou moins irréparable. On sent ici quelle est l'excrétion dont je veux parler : que sera-ce de son travers, foudroyé par *Tissot*, MM. *de Lignac* et *Doussin-Dubreuil*? , et contre

 Ah ! si le jeune homme était toujours tempérant ; s'il était toujours réservé dans les plaisirs de l'amour, que de maux physiques, que de regrets il s'épargnerait !

C'est surtout relativement aux jouissances illicites de Vénus, qu'il faut appeler la surveillance des parens sur leurs enfans et sur tout ce qui les entoure. Il faut dire au père* ou insouciant, ou inattentif, ou ignorant, peut-être, des manœuvres que la corruption des temps suggéra à son fils ; il faut lui dire que ce fils imprudent assassine sa postérité de sa propre main. Il faut lui dire qu'il y a des hommes assez vils, asssez dégradés, assez corrompus, pour lui enseigner ces manœuvres criminelles, soit en s'y livrant en sa présence, soit même en provoquant, pour assouvir leur honteuse passion, le ministère de l'innocence qu'ils dégradent.

Et vous, jeune homme, envisagez sans frémir, si vous le pouvez, la série des maux que vous prépare votre incontinence ! Les roses et les lys de l'innocence qui colorent vos joues, se faneront bientôt et seront remplacées par une teinte cadavéreuse. Ces yeux saillans qui brillent des feux de la jeunesse, du courage et de toutes les conceptions généreuses, vont bientôt s'éteindre et s'enfoncer d'une manière affreuse dans les cavités qui maintenant peuvent à peine les contenir. Cette oreille qui

*Les mères n'ignorent pas, sans doute, qu'elles ont aussi leur part de surveillance.

lequel, sans doute, la *Religion,* dont on ne méconnaîtrait point ici *l'empire,* serait, par ses pratiques gênantes pour les penchans dépravés de l'homme, une puissante barrière et une auxiliaire toujours efficace

s'ouvre aux douceurs, aux délices de l'harmonie, aux accens de la tendresse, de l'amitié, va se fermer à toutes ces jouissances pures, et vous n'y éprouverez qu'un tintement vain et incommode, dont la source sera dans l'irrégularité et l'infâmie de votre conduite. A cette attitude droite et noble qui caractérise la vigueur de votre âge, va succéder cette forme arquée qui ne doit être que le résultat de l'accumulation des ans, vénérable alors, mais qui, chez le jeune homme, peut être flétrie du sceau de l'ignominie. Des frissons accusateurs feront tressaillir, au sein même de la saison brûlante, ces membres que le feu pétillant du jeune âge devait rendre insensibles aux rigueurs de l'hiver. Un fourmillement incommode, présage de l'impuissance totale de vous mouvoir, parcourra la source de laquelle partent les nerfs qui vont distribuer la vie à tous vos muscles; vous deviendrez efféminé, engourdi, paresseux; vos jambes sans vigueur, abreuvées d'une sérosité impure, refuseront de vous soutenir. A ces formes vigoureuses qui caractérisent chez vous l'homme qui se développe, à cet embonpoint qui les adoucit, va succéder une maigreur dégoûtante. Vous respirerez avec peine. Au moindre mouvement, vous serez prêt à défaillir. Votre estomac, sans énergie, sera impuissant contre les alimens les plus légers, ne les digérera qu'avec douleur; et vos intestins sans vigueur ne pourront se contracter sur les résidus de ces alimens,

de la *médecine* : la *Religion*, dont la mission sublime est de diriger l'homme, même pour son bien-être présent, depuis la

pour les expulser au-dehors; ou, incapables de les retenir, ils les laisseront échapper avant d'en avoir extrait les sucs encore utiles qui devaient contribuer à soutenir votre ignoble existence. Cette belle chevelure, dont l'épaisseur et le poli attestent que naguères encore vous étiez sage, laissera bientôt voir par sa chute, la sécheresse écailleuse et les rides prématurées de votre front. Votre ame sera sans force : vous deviendrez lâche, stupide, sans conception, sans mémoire, sans imagination ; ou si celle-ci travaille encore, ce ne sera que pour se repaître des images obscènes dont vous l'aurez volontairement nourrie dans sa vigueur. Ces images viendront l'assaillir pendant votre sommeil, qui, souillé par des libations impures dont vous fûtes d'abord volontairement prodigue, loin de devenir ce moyen réparateur que la nature bienfaisante dispense aux hommes sages, sera pour vous, loin de-là, une source nouvelle d'épuisement. Pendant la veille, lorsque vos pensées dégoûtantes feront trève avec ce qui vous restera de vos facultés, vous emploierez celles-ci à considérer votre situation déplorable, à voir l'isolement où elle vous met de tout ce qui vous entoure, le mépris dont on vous accable, la pitié bienfaisante peut-être, sous le masque de laquelle on veut le déguiser, et dont, impitoyable envers vous même, vous vous sentez en effet indigne.

Comment allez-vous désormais remplir le vide affreux du votre misérable vie? Vous livrerez-vous à quelque profession manuelle? mais vos membres inhabiles céderaient bientôt à la moindre fatigue. Vous adonnerez-vous

lueur de sa raison jusqu'à ce que sa dépouille mortelle entre dans la tombe ; qui,
pour étendre ma pensée, s'empare de lui

à une profession libérale ? mais votre tête est incapable
des travaux réfléchis qu'elle exige ; et que peut votre
affaissement auprès de l'activité qui appartient à l'exercice de ces travaux ! Ferez-vous diversion à vos maux,
en vous occupant des sciences et des arts de raisonne-
ment, de mémoire, d'imagination ? mais votre tête est
incapable d'aucune combinaison ; les impressions d'hier
sont effacées aujourd'hui de votre souvenir ; et votre
imagination est éteinte, puisque vous perdez toutes les
idées qui devaient alimenter cette faculté de votre ame.
Vos regrets cuisans, votre situation, votre isolement,
voilà donc ce qui vous occupera sans cesse ; vos maux
s'aggraveront du sentiment de vos maux et du terme
fatal qui souvent doit les borner, terme que vous serez
réduit à désirer, et que votre pusillanimité vous fera
craindre encore ; que plusieurs devancent, que plusieurs
attendent par des sentimens qui ne doivent jamais
abandonner l'homme, et dont ils n'auraient point dû
faire un si tardif usage.... Enfin, cette mort si long-
temps redoutée, si long-temps attendue, arrivera : des
convulsions, compagnes ordinaires de la faiblesse et de
l'exténuation, la précèdent. Quelquefois elle est le
dénouement d'une maladie dont la cause ordinaire se
trouve dans les excès, surtout dans les excès illicites de
Vénus. Dans cette maladie, qui porte le nom de Poot,*
médecin qui l'a le mieux décrite, le tronc est angulai-

*Je sais que le ton purement descriptif que je vais faire succéder
au ton déclamatoire, si l'on veut, dépare mon tableau. Mais il ne
s'agit point de cela en médecine : l'utile avant tout.

dans son enfance, l'accompagne *surtout*
dans sa jeunesse, le conduit, sans le quit-

rement plié par suite de la carie du corps de l'une des vertèbres du dos ou des lombes. Alors la moëlle épinière comprimée cesse de pouvoir distribuer l'influence cérébrale aux nerfs qui en naissent au-dessous de l'endroit où la compression a lieu, et les membres ou extrémités inférieures se paralysent; les déjections alvines sont involontaires, par suite de la paralysie du *sphyncter* de l'*anus*, qui ne peut plus les retenir; les urines, au contraire, ne peuvent couler, étant retenues par suite de la paralysie de la couche musculaire de la vessie qui ne peut plus alors se contracter sur le fluide qu'elle contient. La rétention de l'urine, dont l'évacuation par les moyens naturels est loin de pouvoir être remplacée par celle que l'on opère en employant les moyens de l'art, et l'évacuation involontaire des matières fécales, amènent bientôt au dernier terme de la cacochimie et de l'épuisement; et le malade s'éteint, plutôt par suite de ces effets inévitables de la paralysie, que par le fait de la paralysie même.

D'autres fois, la carie des vertèbres, sans déterminer la paralysie, est la source d'une suppuration abondante, dont les matières, fusant le long de la colonne vertébrale, à travers le tissu cellulaire qui l'entoure, en gagnent la partie la plus déclive, et vont proéminer à travers quelques-unes des ouvertures du bassin, ordinairement à l'aine, où elles forment ces dépôts mortels, nommés dépôts par congestion, et que l'on doit bien se garder d'ouvrir, si l'on ne veut précipiter la mort de la victime que lui voua l'incontinence.

Voilà, jeune homme, le sort qui vous attend, si vous

ter, du moins jusqu'à ce que, par ses services, il puisse entrer dans la grande

n'obéissez à cette voix impérieuse, qui commande à
l'homme de faire de sa raison le même usage que celui
que les animaux font nécessairement de leur instinct.

Si vous ne me comprenez pas, je vous en félicite ; et
je souhaite que vous ne m'entendiez que lorsque vous
serez à-même de veiller sur l'inexpérience, pour la préserver des erreurs meurtrières auxquelles vous aurez
échappé.

Si vous me comprenez et que vous soyez innocent,
je vous en félicite; car, je crois que le tableau effrayant
et cependant fidèle, que je vous ai tracé des maux et de
la mort honteuse qui sont le cortège et le terme des
plaisirs que réprouve la nature, vous inspirera pour eux
toute l'horreur qui doit vous en écarter; et vous saurez
qu'il est facile de rester sage, lorsqu'on le fut toujours ;
mais que l'on retourne difficilement à la sagesse, lorsqu'on s'est écarté de ses sentiers.

Quant à vous qui ne me comprenez que trop; qui lisez
votre turpitude dans ce que je viens d'écrire, je suis bien
loin de vouloir jeter l'abattement et le désespoir dans
votre ame. Quel que soit l'état où vous aient réduit vos
pernicieuses habitudes, pourvu que cet état n'offre point
encore les affections sans remède (et dont les détails
ne tomberont point sous vos yeux) dont la descrip-
tion termine mon tableau, lorsqu'on est jeune et qu'on
prend une résolution généreuse, on peut voir sa santé
refleurir, et son ame reprendre son ancienne énergie.

Je ne balancerai pas de répéter ici, en finissant la
note actuelle, ce que je dis, presque au début de cette
Hygiène : « Au défaut de la morale palpable, de la mo-

famille de la société, qu'il contribuera à arcroître, et ne le perd de vue, d'ailleurs, à aucune époque de sa vie :

Et præfere facem, et gressus firmare labantes.

» rale qui se touche, que bien peu pensent à recueillir » de la bouche des médecins, la religion offre à tous une » morale sublime dont le moindre bienfait est de les » conduire, par les voies de la tempérance et de la sagesse, » au terme que la nature assigne à une vie que maintint » une santé inaltérable, ou qui, du moins, ne fut tra- » versée que par des maladies dont les causes étaient » inévitables. »

CHAPITRE CINQUIÈME.

GESTA,

LES ACTIONS.—MOUVEMENS.—EXERCICES.

Les MOUVEMENS *modérés* et le *travail* que d'ailleurs la *nature* commande à tous les hommes, comme on en voit la preuve, au surplus, chez les enfans, dont on ne doit point trop contrarier la *turbulence*, donnent de l'énergie à la *réaction vitale*, pour la circulation facile des humeurs, la liberté des excrétions, l'élaboration de la nutrition et son état plus parfait, par l'accession rendue plus aisée de ses nouveaux matériaux qui remplacent les *detritus* qu'enlèvent l'absorption et l'exhalation ; ils fortifient, en un mot, l'organisation, tandis que le repos l'énerve.

Les *mouvemens*, d'ailleurs, selon les circonstances et l'état de la santé, la délicatesse ou la force de celui qui doit s'y livrer, sont, ou *passifs*, comme le mouvement de l'escarpolette ou de la voiture ; ou *mixtes*,

Mouvemens passifs: escarpolette, voiture.

Mouvemens mixtes: cheval.

Mouvemens spontanés: marche, gymnastique

comme celui du cheval ; ou *spontanés*, comme la marche et tout les exercices de la gymnastique.

La *position* sanitaire de la personne qui s'impose, ou à laquelle, pour son bien-être, on conseille l'*exercice*, indique assez à quelle variété, à quelle espèce de cette ressource de l'hygiène elle doit, pour le moment, se livrer ; et l'*indolence apathique* doit savoir, pour son bien, que le balancement d'une voiture douce, mollement suspendue, et même le mouvement du cheval, qu'on accuse d'accroître l'obésité, ne suffisent pas toujours ; et que, pour faire fondre un embonpoint exhubérant, contrarier une pléthore imminente, qui peuvent annoncer un coup de foudre ; que pour secouer, dissocier, dissoudre ses vieilles nodosités arthritiques, goutteuses par exemple, il faut quelquefois, et même le plus qu'il est possible, vaincre sa paresse, et faire usage de ses jambes.

Exercice dans l'enfance.

L'*Enfance*, comme nous l'avons dit, représente un mouvement perpétuel : la *nature* le veut ainsi. Gardez-vous de la contrarier en jugeant de cet âge par l'indifférence que le vôtre vous fait éprouver pour ce qui, pour vous, est cependant aussi un besoin, mais un besoin réfléchi, et qui, pour l'enfance, est une nécessité incoercible, parce qu'elle est une nécessité de salut.

L'homme qui *pense,* dit *Jean-Jacques, est un* ANIMAL DÉPRAVÉ. Ce *paradoxe* est presque une *vérité.* Je dis presque; car selon moi, s'il est permis à un *Pygmée* de modifier les paroles du *génie,* cette assertion pourrait s'exprimer ainsi : *l'homme qui ne fait que penser est un animal dépravé.* La RAISON, en effet, est notre attribut; et nous en usons, comme le *grand homme,* selon la mesure qui nous en est départie, dès que cette parcelle détachée de la *raison universelle,* ou de la DIVINITÉ même : Dieu fit l'homme à son image, a brillé chez nous, succédant aux inspirations de l'*instinct* qui nous guidait d'abord comme la brute. Mais, à moins qu'il n'y ait *dépravation,* cet usage s'allie, le plus généralement, à l'action de se mouvoir que, d'ailleurs, il détermine. Cette alliance n'est point étrangère au sauvage errant des Amériques, au frêle et semi-stupide habitant ichtyophage de la Nouvelle-Hollande, au Hottentot glapissant

du sud de l'Afrique, au Scythe nomade
des steppes de la Haute-Asie : mais elle
éclate surtout dans l'immense majorité
des hommes, chez laquelle le *travail* du
corps s'allie à la direction que ce travail
reçoit de la *raison*. Cette alliance n'a cessé
et ne cesse de se faire remarquer par exception, que lorsque l'exubérance des bras
pour l'action a suscité à quelques-uns
l'erreur qu'ils pouvaient uniquement se
livrer extatiquement à l'exercice de la
pensée. Or, c'est cette erreur-là qui vérifie
en quelque sorte le *paradoxe* du philosophe
genevois, qui l'appliquait plutôt, toutefois,
au moral qu'à l'usage des facultés intellectuelles de l'*ame*[1]. Mais cet exercice isolé,
unique, tue avant le temps, en tuant l'être
tout entier, cette autre moitié de nous-
mêmes, qui lui est unie par des liens, un
accord, une correspondance, une récipro-

---

[1] Je dis : FACULTÉS INTELLECTUELLES DE L'AME, et
cela sans *pléonasme*, parce que, dans nos temps modernes, on rapporte aussi au CERVEAU les *facultés affectives*. Il paraissait plus doux autrefois de les placer dans
la région du cœur, et cette impulsion instinctive, malgré
l'opinion du savant et ingénieux GEORGET, indique que
peut-être un jour elles seront rendues à leur premier
siége.

cité indissolubles. L'homme doit donc suivre l'impulsion de la *nature* qui lui fait du mouvement corporel un besoin auquel, pour sa conservation, il doit obéir; et s'il doit exercer d'une manière spéciale, dans le repos que cet exercice nécessite (voyez la note de la page 125) les *facultés* de son *esprit*, ce repos du corps sera alterné par les *mouvemens* qui lui sont nécessaires, et dont les résultats, d'ailleurs, seront pour l'ame, qu'ils font reposer à son tour, une nouvelle énergie pour ses propres travaux.

Du reste, l'EXERCICE CORPOREL a peu besoin d'être recommandé aux *jeunes gens :* ils en sentent aussi vivement, en quelque sorte, le besoin et l'impulsion, mais avec plus de vigueur et d'énergie, que dans le premier âge :

Gaudet equis, canibusque, et aprici gramine campi.

Ce n'est que parce qu'elle voit la nécessité de presser ses *travaux intellectuels*, dont les *résultats* doivent lui assurer dans la société la place et le rang auxquels elle aspire, que la *jeunesse pensante* et *réfléchissante* qui se livre à ces travaux, oublie quelquefois, au détriment de sa santé[1], qu'il en est de plus *matériels* qu'elle doit intercaler aux premiers, pour même en assurer le succès.

Exercice chez l'adulte

L'homme adulte sortirait de la gravité qui appartient à son âge, s'il se livrait aux évolutions brillantes de la *jeunesse;* mais il a besoin de charmer ses soucis et de donner de l'alacrité à tout son être, par des voyages, des excursions, ou d'agrément, ou que ses affaires nécessitent. Les travaux rustiques ou de jardinage seraient encore, par intervalles, de puissans auxiliaires à la conservation de la santé. Je ne parle point de la *chasse,* qui est encore de cet âge, et qui est la folie de celui le précéde.

Id, de la vieillesse.

Le *vieillard*, quoiqu'il en ait, ne doit point rester dans un repos apathique, surtout lorsque ses années précédentes ont été

[1] Les *travaux* forcés de *tête* sont si peu naturels à l'homme, surtout dans les hautes études, que sur vingt étudians, depuis trente ans, j'en ai vu revenir cinq au moins, périr languissamment dans leurs familles. Et, d'ailleurs, n'avons-nous point dans notre art : les Bichat, les Buisson, les Swilgué, les Chaumeton, les Legallois, les Nysten, les Béclard, les Georget, etc.!!! Modérez-vous donc, jeunes gens! ou, du moins, aspirez, pour votre bien-être, à une moins prompte célébrité.

exercées. Le feu qui circule dans les veines du jeune homme, suppléerait, en quelque sorte, à l'activité du dehors que, toutefois, ce feu lui commande : la *vieillesse* n'a que des *glaces* ; elle doit les réchauffer et les faire fondre par des mouvemens spontanés qu'elle proportionne aux forces qui lui restent.

La *femme* babille, et sa tête trotte : nous l'avons dit. Tout cela, avec ses légers travaux sédentaires, est pour elle un exercice. Elle y joint d'ailleurs, si elle est de la classe intermédiaire, les occupations de son ménage ; mais les convenances, peut-être, interdisent ces travaux aux *dames* qui appartiennent à la grande société. Joignez à cela les autres écarts des règles de l'hygiène, et le *ton*, peut-être, qui appartient au rang qu'elles occupent ; et bientôt viendront les vapeurs. Les VAPEURS... on en parlait beaucoup autrefois : et quoique, comme nous venons de le dire, *maladies du ton*, elles n'étaient, toutefois, en général, rien moins qu'*imaginaires*. Elles tenaient à la vie molle, inactive, énervante, des femmes qui en étaient affectées. Les terribles secousses de la révolution en ont bien

guéri celles que cette tourmente a fait dé-
cheoir du faîte des grandeurs, et qui ont
été obligées, sur une terre étrangère, de
chercher dans les occupations et les travaux
d'une vie commune, de quoi soutenir une
existence qui naguères n'était destinée
qu'aux jouissances et aux plaisirs. Quant
aux *dames* qui ont remplacé celles d'autrefois, pétries d'une pâte plébéienne et for-
mées sous des institutions et des habitudes
tout spartiates, leurs forces originaires
n'ont point encore molli sous les influences
sous lesquelles étaient nées leurs devan-
cières : mais elles les éprouveront enfin ;
et alors reviendront les *vapeurs,* dont le remède est surtout celui que commanda le
docteur *Tronchin* : au dehors, le barbotage
dans les rues, mais surtout, les courses
pédestres à la campagnes ; et chez soi, le
balayage de sa maison et le lavage de ses
écuelles : ce qui veut dire, en laissant-là
le *style figuré,* que ces dames ne doivent
point, tant que dure le jour, rester clouées
sur leurs *sophas* et leurs *bergères,* ou se
borner à se faire doucement bercer dans
leurs molles *voitures ;* mais qu'il leur est bon,
pour leur santé, de se souvenir au moins

que la nature ne les a point gratifiées de
deux pieds pour les laisser perpétuellement
oisifs. Les *colifichets* anti-vaporeux que le
docteur administrait en même temps que
son remède de prédilection et plus philosophique, n'étaient que pour donner le
change à ses belles malades. Il comptait
surtout sur sa *tronchinade*.

J'oubliais, toutefois, sous ce dernier
rapport, un exercice que les femmes affec-
tionnent avec passion, mais dont l'occasion
peut ne se trouver qu'à d'assez longs intervalles : cet exercice est la DANSE, et il est
pour elles une excellente ressource hygiénique, pourvu qu'alors elles n'en abusent
pas ; que le lieu dans lequel elles s'y livrent
ne soit point encombré, et mieux que cela,
qu'il soit pris en plein air. Elles aiment,
d'ailleurs, à faire de la *danse* un moyen d'é-
preuve pour celui qui leur fait partager
ce plaisir ; et ROUSSEL, qui les a chantées
cependant avec tant de douceur, en est
peut-être resté-là, parce qu'il ne savait
pas *danser*, quoiqu'il ait cherché à nous
donner le *change* [1].

[1] Un jour, dit le *docteur Alibert*, je rencontrai le
docteur Roussel sur la route d'*Auteuil* ; je le complimen-

Relativement à l'EXERCICE selon les *tem-*
péramens, le bilieux, le sanguin ont peu
besoin d'être excités : ils s'y portent assez
d'eux-mêmes. Le *pituiteux* apathique doit

tai sur le mariage d'un de ses frères. « Vous devriez
» l'imiter, lui dis-je; votre charmant ouvrage * vous
» donne tant de droits au bonheur que donnent les
» femmes ! » — « Je vous avoue, me répondit-il, que
» cette idée m'est souvent venue; mais les démarches
» préliminaires m'effraient; c'est une affaire qui ne finit
» pas. »

La postérité des hommes de lettres est dans leurs écrits
et dans la gloire qu'ils en retirent. Vivant tout entiers, ou
dans le passé, ou dans l'avenir, et cette double carrière
leur offrant un champ immense à parcourir, ils ne peuvent se fixer aux soins assidus qu'exigent des autres
hommes le temps présent. Ces soins enlèveraient à leurs
spéculations un temps dont ils sont trop avares. Aussi,
ces hommes paraissent-ils étrangers au milieu de leurs
contemporains, qui les prennent pour des imbécilles, des
Visigoths, ou des gens de l'autre monde. Amis de
l'obscurité, quant à leur existence physique, ils font
tout ce qui est en eux pour qu'on les ignore sous ce
rapport; et cela, pour qu'il leur soit permis d'exercer
à loisir les facultés de leur ame. Aussi, recherchent-ils
l'habitation des grandes villes où l'on vit ignoré dans la
foule. Mais comme la plupart de ces hommes, malgré
tous leurs efforts, doivent aussi rester ignorés de la postérité : il suit de-là, que sur cent personnes qui se seront
dévouées aux sciences et aux lettres, dix *Roussel*, peut-

* Système physique et moral de la femme.

au contraire être forcé de secouer son indolence ; et l'exercice, comme les diver-
sions qu'ils procure, sont les meilleurs
excitans révulsifs qu'on puisse offrir au

être, vivront dans leurs ouvrages, et quatre-vingt-dix
autres auront été comme si elles n'avaient point vécu,
puisque, nulles pour le présent, l'avenir ne conservera
aucune trace de leur existence. Ces hommes qui ne sont
point dans la *nature* : car il n'est point dans la nature
que la tête seule travaille, se condamnent, pour se livrer
à leur manie sans éprouver de contrariétés, à la priva-
tion de toutes les jouissances ordinaires de la vie. Les
plus sensibles des hommes (car la sensibilité se développe
en proportion de l'exercice que l'on donne aux facultés
intellectuelles), ils renoncent aux douceurs de l'hymen,
tandis qu'il n'est point de cœurs plus faits pour en sa-
vourer les jouissances. Ils y renoncent, parce qu'ils en
craignent les épines, moins pour eux, peut-être encore,
que pour celle qui se serait dévouée à leur sort ; ils y
renoncent, rebutés par les seuls préambules que l'union
conjugale exige : car acquérant une certaine rudesse
dans leurs travaux solitaires, rien ne leur pèse davantage que tous ces petits riens nécessaires : ces démarches,
ces pourparers, ces déclarations, ces dédains réels ou
affectés, ces refus, ces soumissions, ces rappels, ces
comparutions, ces banquets, ces complimens, ces aga-
ceries, ces représentations auxquels ils devront se soumettre avant d'arriver au but auquel leur franchise et
leur cœur voudraient de suite atteindre. Toutes ces
choses qui sont des jeux pour les gens du monde, sont
des obstacles contre lesquels ne tient pas le courage des
hommes de cabinet. Aussi, beaucoup ne se marient pas ;

mélancolique. (Voyez mes *Conseils aux hypochondriaques*, 2ᵐᵉ vol. de cet écrit.)

Exercice selon les professions.

Les *hommes des champs*, ainsi que leurs *compagnes* et leur *famille*, prouvent, par leur santé robuste, combien le travail est

et quelques-uns se bornent à des unions vulgaires dans lesquelles alors, les plaisirs délicats du cœur entrent pour bien peu de chose, et ceux de l'esprit pour rien, parce que ces plaisirs sont sans échange : celui des deux époux fait pour les sentir, ne pouvant les communiquer. Heureux encore lorsqu'il ne trouve point dans celle qui s'est donnée à lui par le mobile d'un grossier intérêt, une mégère acariâtre qui abreuvera d'amertumes continuelles ses occupations favorites, et s'acharnera sans cesse à vouloir le réduire à son niveau...... Il y a, du reste, si j'ose me placer, mais dans un rang infiniment minime (et sans mauvaise plaisanterie), parmi les gens de cabinet, il y a de nombreuses exceptions à cette assertion; et j'en fournis alors moi-même un exemple dans la compagne aimante et désintéressée qui, après avoir éprouvé pour moi des souffrances et des peines indicibles, a bien voulu s'unir à mon sort pour partager avec moi celles qui peuvent m'être encore réservées.

J'avoue cette fois être bien ici dans le *sed non erat hic locus ;* toutefois, cette espèce d'*épisode* n'est point encore, en plusieurs de ses assertions, sans quelques rapports avec plusieurs points de ce chapitre et même de chapitres antérieurs; et l'occasion était bien favorable d'ailleurs pour donner un souvenir au bon, sensible, méticuleux et trop peu entreprenant *Roussel.*

naturel à l'homme : ils n'ont qu'à se parer de ses excès.

On travaille aussi dans les CITÉS : mais une bonne partie de ces travaux sont sédentaires, mal-sains d'ailleurs, et dans des locaux souvent humides, ou dont l'air est vicié. Ce n'est point là le travail qui répare. L'*ouvrier* doit chaque jour s'ébattre quelques heures hors de ses ateliers ; la ville doit lui offrir des promenades aérées dans son enceinte ; et les *jours fériés*, au lieu de passer dans les *tavernes* le temps que lui laissent libres ses devoirs religieux, il le consacrera, lui et sa famille, à des promenades salutaires dans les campagnes voisines.

Nous avions eu principalement les ÉTU-DIANS en vue dans les réflexions que nous avons faites précédemment sur les travaux d'esprit. Ce qui va suivre concerne plus spécialement les *personnes* qui font de ces travaux l'occupation de leur vie entière.

Les GENS de LETTRES et de *cabinet*, les *savans* et les *savantasses*, comme votre serviteur, ne doivent point non plus toujours rester assis, cherchant souvent midi à quatorze heures, au point d'oublier quelquefois d'aller pisser et d'avoir la paresse de ne point le faire ; ou bien, au risque de rester constipés, de ne point se présenter à la garde-robe ; et cela, dans la crainte de laisser échapper ou de perdre une idée qu'ils poursuivent, tandis que la dérivation nécessaire, à l'ordre de laquelle ils doivent obéir, ne pourrait que donner à cette idée, sur le *trône* même de l'excrétion, plus de force et de lucidité.

Nous avons dit à la vérité, à l'article RÉGIME selon les *professions*, que les TRAVAUX de *tête* étaient aussi un *exercice*, et qu'ils favorisaient à leur manière, et jusqu'à un certain point, le jeu de l'*organisation*; et nous avons appliqué surtout cette doctrine, un peu paradoxale peut-être, aux *travaux* bouillonnans des TÊTES *poétiques*, plutôt qu'aux froides méditations du PHILOSOPHE *rêveur*. Mais, au bout du compte, un arc ne peut toujours rester tendu. Si la moitié de nous même est intellectuelle, l'autre moitié est matière organisée ; et celle-ci a besoin, pour fournir même aux travaux de la première, et, d'ailleurs, pour lui laisser un peu de repos, d'être stimulée, secouée à son tour, par le genre d'exercice qui lui appartient ;

c'est-à-dire, par la *marche* et tous les moyens de diversion corporelle, qui puissent
maintenir son économie saine et régulière :

Mens sana in corpore sano.

Hommes de lettres, voulez-vous vivre
long-temps, pour vous et pour l'agrément
et la gloire de votre pays; sachez vous ar-
racher quelquefois aux délices de vos méditations et de vos livres, et faire à Hygie
les légers et courts sacrifices qu'elle demande à la partie qui vous semble être
toute matérielle et la véritable *guenille*
de votre *être*, mais qui tient, ai-je déjà
dit, et comme vous le savez mieux que moi,
par un lien et une correspondance indissolubles, à celle dont vous abusez, et qui
a aussi besoin de repos, pour récupérer et
accroître les forces qu'elle épuise par ses
dépenses désordonnées; et libres alors de
dispepsies, de *gastrites*, d'*étourdissemens*, de
goutte et de *gravelle*, gais comme pinçons,
vous reviendrez chaque jour, pendant
longues années, le corps sain et l'esprit frais
et dispos, vos pieds chaudement à l'aise
dans vos *pantoufles*, et libres dans votre
ample et moëlleux *vitchouras*, vos livres à

droite et à gauche, et votre papier devant vous, vous asseoir en face de votre bureau, ou au centre de votre table longue ou demi-circulaire, entre les *bras caressans...* de votre fauteuil rembourré de crin et à couverture de maroquin vert, pour digérer à loisir vos productions encore en herbe, et auxquelles, successivement, vous donnerez la volée, avec les indicibles jouissances de la tendre, mais *susceptible* paternité.

Exercice selon les saisons et les climats.

L'homme, entaché de sa faute originelle, est condamné à n'obtenir sa nourriture qu'à la sueur de son front ; il faut donc qu'il TRAVAILLE sous tous les *climats,* dans toutes les localités, sous l'influence de toutes les saisons. Heureusement aussi que ce travail, avec la mesure requise, est partout plus ou moins nécessaire au jeu de son organisation. Le sauvage nu des Amériques, armé de ses flèches et le carquois en sautoir, parcourt au loin ses forêts vierges et aussi anciennes que le monde, pour chercher et abattre la proie qui doit le nourrir ; le Groënlandais, le Samoïède, le Kamschadale et le Lapon, enveloppés de leur fourrure de veau marin, que ceignent des entrailles desséchées, sillonnent leurs mers hyperboréennes dans leurs esquifs, dont les os des cétacés forment la carcasse et leur peau les parois, et munis du harpon, dépouille encore des monstres de l'Océan, en frappent ces derniers; puis ils dévorent leurs chairs crues et ruisselantes, tandis que leurs graisses huileuses servent à les abreuver, les oindre et les éclairer. L'Européen et l'Asiatique des régions tempérées confient à la terre le grain qui leur rendra au centuple : mais ils n'arrivent à ces résultats qu'après de longs et pénibles travaux. L'habitant des contrées arides et montagneuses recueille moins : et cependant ses travaux sont triplés et plus rudes. *Mais pourquoi s'est-il laissé précéder dans la plaine!* On pourrait appliquer à ses labeurs ces vers du poëte :

Ergo ægrè rastris terram rimantur et ipsis
Unguibus effodiunt terram.

Malgré l'excès, en quelque sorte, des fatigues, la population est plus nombreuse dans les régions extra-tropicales, et surtout la moitié de ces zones qui répondent au nord, parce que la vie, que l'activité corporelle favorise, y dépense moins encore qu'elle ne reçoit. Sous les tropiques et les contrées qui, en dehors, les avoisinent, la nature prodigue fournit ses dons presque sans culture : aussi était-ce là qu'était placé l'antique *Eden*. Mais l'habitant indolent de ces climats, et tel, par leur influence, dont le suprême bonheur, à l'ombre de ses bananiers et de ses arbres à pain, est le *fare niente*, est plus accablé encore des légers travaux auxquels il doit enfin se livrer, que ne l'est l'habitant du nord de ceux qu'il subit perpétuellement, pour son bien-être toutefois, et auxquels, à diverses époques, il a cherché à se soustraire, en venant se ruer, en torrens dévastateurs, sur les pays paisibles qu'arrose le Gange, et s'user dans leurs délices.

Du reste, l'enfant du nord a besoin d'agir : l'action est sa vie. L'influence du climat sur l'économie supplée à l'exercice chez l'habitant du midi, et cette influence est telle, que par elle la vie y perd plus encore qu'elle ne perd dans le nord, au milieu des plus rudes travaux de ses robustes habitans.

Sinon que les saisons se compensent,

les cours de deux facultés, dont trois ans en faisant mon service; je fus reçu médecin; j'exerçai dans la pratique civile pendant vingt-cinq ans. Dans ce long intervalle de fatigues, plusieurs atteintes encore furent portées à ma frêle existence. Une existence plus robuste y eût sans doute résisté, et un *Hercule* rirait de leur exposé : une de ces atteintes aggravantes me vint d'une course inquiétante, et bien au-dessus de me forces, que je fis à pied, dans l'hiver de 1798, chargé de tout mon bagage, de Worms à Landau, pour chercher et atteindre un caisson dont j'avais les papiers, et qui avait jugé à propos de partir sans moi, de la première de ces villes; une autre de ces atteintes, bien plus récente, est le résultat de l'impression d'un air froid, que je reçus étant en sueur, parce que je venais du dehors voir un malade. Cette impression est inévitable pour l'assistance, dans la disposition de notre église, dont trois portes, sans tambours, prennent toute la façade; et les catarrheux n'y trouvent guères que la chaire, en avant de laquelle ils puissent se mettre, tant bien que mal, à l'abri de l'aquilon et des vents humides de l'arrière-saison.

L'architecture, le caprice et, j'en demande pardon, un peu l'entêtement peut-être, ont présidé à cet arrangement que l'œil agrée, mais non pas la santé des assistans. La médecine, quand le mal ne faisait que se préparer et était encore en germe, avait fait ses humbles remarques : mais nul n'est roi ou prophète dans son pays.

Du reste, cette dernière atteinte a été mon coup de grâce, a déterminé ma retraite absolue; et j'attends avec résignation l'événement extrême dont, depuis longues années, je porte le germe douloureux. (Voyez, p. 226, l'alinéa commençant par ces mots : LES ÉGLISES,)

CHAPITRE NEUVIÈME.

HYGIÈNE - THÉRAPEUTIQUE,

ou

HYGIÈNE APPLIQUÉE AU TRAITEMENT DES MALADIES.

J'AI couru rapidement sur les derniers matériaux de l'HYGIÈNE. J'ai tâché, toutefois, d'en noter les principaux *jalons*, autant du moins, que mes souvenirs me l'ont permis : car, je le répète encore, je n'écris absolument que de souvenir, et en me laissant aller à mes petites inspirations. Comme nous l'avons dit , les *préceptes* de cette partie de la médecine, la plus *utile* peut-être, quoique le *public* n'y pense pas, puisqu'elle enseigne à conserver sa santé, qu'il est si difficile de récupérer lorsqu'elle est perdue ; et la plus *certaine* aussi, parce que ses moyens sont plus évidemment dans la nature ; que cette bonne mère, d'ailleurs, nous les suggère à tous, et que le *médecin* ne fait que les rassembler, tandis que les moyens de la *médecine*, comme on l'entend, sont en quelque sorte de l'homme, par ses combinaisons, dans lesquelles, à raison de la difficulté de la science, il peut errer, quelque savant qu'il soit, et quelle que soit son expérience : *errare humanun est :* raison pour laquelle *Jean-Jacques* voulait que la *médecine* vint sans le *médecin ;* les préceptes, dis-je, de cette partie de la médecine, ne s'appliquent pas moins à la *maladie* qu'à la *santé* (comme déjà, d'ailleurs, nous l'avons montré, lorsque l'occasion s'en est présentée, dans les articles précédens, et notamment à l'article RÉGIME selon les *maladies :* car la maladie, ou plutôt le malade, comporte aussi un régime). La TEMPÉRATURE doit être ménagée dans la *première* comme pour la *seconde ;* la LUMIÈRE est souvent un puissant remède ; l'ÉLECTRICITÉ n'est pas moins efficace ; l'AIR est le *pabulum* du malade, comme de l'homme bien portant : les *vapeurs* et les *gaz* qu'il contient en dissolution ou dans ses interstices, sont également à rechercher ou à craindre pour celui qui a perdu la santé ; l'*Anglais,* humant les brouillards de son île, fait voyager son spleen dans les climats tempérés, sous le beau ciel de l'Italie ou de la Provence ; l'habitant de la *marécageuse Sologne* ou des *marais Pontins* va faire fondre son gâteau fiévreux sur les monts sainement ventilés qui dominent les tristes et plates localités où la nature le fit naître ; une HABITATION *humide*, mal aérée, mal tenue, *nouvelle*, quant à sa construction (inconvénient grave à éviter pour l'occupant pressé, dont l'ignorance, l'incurie, l'intérêt, le sot et orgueilleux mépris des avertissemens et des conseils, se moquent le plus souvent toutefois, et que nous avons oublié de noter à notre article *habitation*): cette habitation, déjà *mortelle* pour l'homme bien portant, est pis que la *peste* pour celui qui est malade ; celui-ci a besoin, en général, d'être chaudement et sèchement *couvert* et *couché ;* aucune *ligature* ne doit gêner ses mouvemens et la circulation de ses humeurs ; des FRICTIONS simples ou excitantes peuvent devenir et sont en effet souvent pour ses maux des révulsifs salutaires ; c'est sous ce dernier rapport, aussi bien que comme calmans, comme adoucissans généraux que des BAINS TIÈDES, des demi-bains, des pédiluves, des manu-

luves, déplacent un raptus cérébral, thoracique, qui peut devenir funeste, et que,
quant au raptus cérébral, une *calotte* de
glace peut le forcer à obéir à l'action qui
tend à le diriger et à le faire descendre,
en quelque sorte, vers les parties déclives
où il serait sans danger, ou plutôt à le faire
évanouir; chez qui, plus que chez un malade, les *excrétions* sont-elles salutaires,
puisque leur défaut, leur arrêt, constituent
souvent la maladie même, ou en font le plus
palpable résultat, tandis qu'elles forment
presque toujours la *crise libératrice* de nos
maux, soit par le *fait* même de leur rétablissement, de l'augmentation de leur
quantité ou du changement anormal de
leurs produits; l'*exercice* passif, mixte,
actif (si le repos n'est commandé et nécessaire, et remède même, *sine quo non*,
dans les maladies aiguës); l'*exercice* est un
des premiers moyens de guérison dans les
maladies chroniques et les névroses : on en
peut juger par la Tronchinade du docteur
Tronchin (voyez page 262 de cet écrit); qui
ne sent que dans nos maux, comme dans nos
chagrins, et nos peines et nos angoisses (il
est vrai que dans ce dernier cas, le *réveil,*

avec lequel s'évanouissent les douces , les fallacieuses illusions de la nuit , est douloureux pour l'ame, ou poignant, ou terrible surtout, s'il est le dernier *réveil* du condamné '); qui ne sent donc que dans nos maux, le SOMMEIL, que l'on doit rarement interrompre, quelquefois pour de vaines administrations médicinales : nous en excepterons, sans doute, les maladies comateuses ou avec comâ, est le baume consolateur et curateur de nos maux ; le malade , surtout dans les maladies aiguës, doit être sobre de l'*exercice des facultés* de son AME : toutefois, il peut salutairement permettre à la *folle* de la *maison*, à la vagabonde IMAGINATION , qui est la *rêveuse* volontaire du jour, de se livrer à ses consolantes illusions : les CHATEAUX EN ESPAGNE charment du moins pour un instant la *triste réalité* qu'elles font perdre momentanément de vue : et c'est toujours autant de bon temps passé ; mais le malade , surtout le

---

' Voyez page 132 , l'*alinéa* de la note , commençant ainsi :

« Je suis indirectement conduit ici à jeter un coup-» d'œil sur une question que je ne veux pas laisser » échapper, etc. »

malade languissant , ne doit point se re-
fuser, toujours avec retenue , aux délices
que lui procure l'exercice des SENS EXTERNES :
un spectacle agréable, une musique har-
monieuse, les parfums d'un jardin ombragé
et fleuri , quand il ne serait pas celui
d'*Armide*, feront battre plus doucement
son cœur, porteront dans ses veines un
baume consolateur , et produiront une
heureuse diversion à ses maux qu'ils contri-
bueront à guérir; enfin , les PASSIONS *douces*,
celles surtout que font naître la confiance
en celui qui nous donne des soins , l'empressement et l'assiduité de l'amitié, le
tendre intérêt de la *famille* qui nous entoure , *l'oubli d'elle-même de la compagne* qui
est *fixée* à notre lit de douleur, allègent nos
maux , puisque la *sympathie* de tout ce qui
est près de nous les partage en quelque
sorte ; et si *notre heure est sonnée* pour une
autre vie à laquelle la RELIGION , prudente
toutefois, nous a préparés, nous nous
éteignons, résignés, mais encore dans les
illusions de l'espoir que l'attention affec-
tueuse de tout ce qui *s'était fait nous, et
était nous en effet, dévorant ses indicibles peines,*
n'avait cessé de nous prodiguer au-delà

même de la dernière lueur du sentiment qui établissait des rapports qui vont finir pour toujours.... *au milieu des larmes!*

D'après toutes ces considérations, on voit que l'*hygiène* est non-seulement la PROPHYLACTIQUE des maladies ; mais qu'elle forme encore une portion de leur THÉRAPEUTIQUE, et une portion tellement notable de cette partie finale de la *médecine*, qu'il est des médecins douteurs qui la regarderaient presque comme la partie la plus solide des moyens opposés à nos maux, ou comme la *thérapeutique,* en quelque sorte, elle-même, dont les énoncés généraux et partiels offriraient seulement quelques préliminaires préservateurs. De cette manière, l'*hygiène* proprement dite serait rayée du tableau de la science, puisqu'elle est constituée, en première ligne, de lambeaux d'histoire naturelle, de physique, de chimie, de mécanique, de physiologie, de psychologie, qui sont autant de sciences distinctes qu'on doit étudier séparément et auxquelles on doit être initié avant l'étude de la médecine ; et ensuite, d'application à l'homme de ces portions de sciences auxquelles on ferait subir l'espèce de fusion que j'indique plus haut. De cette manière on constituerait de la *science* de *l'homme* sain et malade, un tout plus simple, plus régulier, mieux enchaîné, et par conséquent sans répétition; un tout, montrant dans son enlacement un corps unique dont l'anatomie ferait le canevas, offrant pour chacun des tissus, des organes, des appareils successivement décrits, leur physiologie, leurs maladies et la curation de ces dernières, précédée de leur prophylactique, qui au fond diffère peu de l'hygiène:

Mutato nomine, de te
Fabula narratur.

Quoi qu'il en soit, j'ai parcouru ou plutôt esquissé, selon mes forces, la moitié de la course que je me suis proposée. Ce que j'ai écrit jusqu'ici a déjà son utilité propre, et qui peut avoir sa valeur, quand j'abandonnerais ici ma légère entreprise. J'ai tracé d'abord la *squélétologie* des fonctions dont le *jeu* constitue la *vie :* physiologie ; j'ai exposé les conditions extérieures et intimes dont l'application contribue à maintenir la *régularité* du mécanisme de ces fonctions : hygiène. Il me reste à indiquer sommairement les *dérangemens* dont ce mécanisme est susceptible, dérangemens qu'on divisait autrefois en généraux et spéciaux : pathologie ; et les moyens de contribuer à *restituer* ce mécanisme à sa *régularité* : thérapeutique. J'ai fourni la portion la plus agréable de ma tâche.

Guînes, 19 *juin* 1829.
Revu le 20 octobre 1831.

N. B. Quoique la science, apparente si l'on veut, dont nous venons de donner une esquisse, soit, sinon dans son application, composée, comme nous l'avons dit, de lambeaux d'histoire naturelle, de physique, de chimie, de physiologie, de psychologie, etc.; que l'hygiène, en un mot, soit

Un gueux revêtu des dépouilles d'Horace ;

et que le médecin, avant d'entrer dans le sanctuaire de sa science propre, ait dû être initié aux sciences accessoires dont ces lambeaux sont extraits ; cependant le corps de l'hygiène peut être conservé tel qu'il est, et pour les poursuivans d'*Esculape* qui n'auraient point eu la faveur de cette initiation, et pour le public qui en ferait son profit et qui en concevrait une plus haute idée d'une *profession* qui non-seulement cherche à le guérir, mais veut épargner sa bourse, en l'empêchant d'être malade : ce qui n'est pas le profit de messieurs les apothicaires.

TROISIÈME PARTIE.

—

PATHOLOGIE.

—

LA MALADIE s'exprime par la convergence
de la RÉACTION VITALE en un point *(vis medicatrix)*, contre l'*obstacle* qui dérange
l'équilibre de la santé ; RÉACTION qui, selon
l'importance du tissu ou de l'organe lésé,
a lieu avec ou sans phénomènes généraux,
avec ou sans cet être abstrait que l'on
nomme FIÈVRE. [1]

Je dis, en terminant les *Prolégomènes* de
cet ÉCRIT : « On voit dans ces temps où,
» selon l'ancienne manière de voir, il y a
» tant de causes apparentes d'ASTHÉNIE pour
» la production de nos maux (et en plu-

---

[1] On conçoit que, dans mon but, il ne sera ici question
que d'un *tableau pathologique* très-général, et non de
descriptions de maladies, qu'on trouve partout, et, à
moins qu'il ne s'agisse de maladies nouvelles, qu'on
peut faire avec des livres. J'ai d'ailleurs prévenu, dans
mon *Avant-propos*, que mon *Aperçu pathologique* n'était
qu'un *Préambule* obligé de la dernière partie de cet écrit.

» sieurs circonstances j'établirai mes ré-
» serves [1] sous ce rapport, quoique, pour la
» régularité de mon plan, je doive suivre,
» en première ligne, l'*esprit* qui domine cet
» Opuscule); on voit donc que, malgré
» tant de causes apparentes d'*asthénie* pour
» la production de nos maux, l'ASTHÉNIE
» *générale* est toutefois considérée comme
» menteuse, et n'est que le résultat d'une
» STHÉNIE *localisée*, qui est la *marotte* univer-
» selle de nos jours, et qui, depuis trente
» ans et plus, comme l'atteste et m'en
» accuse ma pratique patente, est assez la
» mienne. Toutefois, l'*Asthénie* honteuse,
» incertaine, problématique, aura encore
» à la fin des deux dernières parties de cet
» Essai, son appendice provisoire, irrégu-
» lière, suspecte, et qui, par le progrès des
» choses, ne pourrait que décroître et s'ef-
» facer entièrement. »

[1] Le texte dans cette *troisième partie*, ainsi que dans la *quatrième partie* de mon travail, indique la route que j'ai suivie. Des demandes, des objections disséminées dans le texte même, ou reléguées dans des notes et des hors-d'œuvre, en montrent les difficultés et les lacunes peut-être. Au reste, comme je le dis dans mon *Avant-Propos*, plus philosophiquement sans doute, que ne comporte la manière : *plus d'un chemin conduit à Rome.*

Ainsi donc, puisque le procès entre la sthénie, qui domine, et l'*asthénie* qui périclite, n'est point encore vidé, quoique peut-être, on doit l'avouer, il soit difficile de concevoir une maladie réelle sans une *irritation* qui la détermine, nous consacrerons, dans les portions *pathologique* et *thérapeutique* de cet Écrit, une section à chacune de ces deux divisions de nos maux.

SECTION PREMIÈRE.

DE L'IRRITATION (STHÉNIE).

L'irritation en général, du moins l'irritation *univoque* moderne, explique-t-elle toute la Pathologie? et s'il y a toujours, et seulement, et exlusivement *irritation*, et irritation *univoque*; si je ne sais *quid divinum: Deo ignoto*, quelquefois du moins, qui demanderait d'autres moyens que ceux, à la révulsion près, que le moyen unique, en dernière analyse, que l'on oppose à l'*irritation*, n'est point le germe des plus *foudroyans* de nos maux, l'étude du caractère, de la nature de la cause de l'*irritation* seule admise en général comme principe prochain de nos maladies, n'est-elle point oiseuse, puisque la *ressource* THÉRAPEUTIQUE qu'on oppose à celle-ci est partout la *même*, sinon *nominalement*, ce que les irréfléchis seuls peuvent croire, du moins par ses principes ; et également *univoque*, à l'instar de la *cause* qui la requiert ?

Est-il besoin de s'inquiéter du caractère et de la nature de la CAUSE IRRITANTE : dans la *peste*, la *fièvre jaune*, le *typhus*, non plus qu'on ne s'en inquiète dans la GASTRITE simple et la GASTRO-ENTÉRITE du jour, connues naguères encore sous les noms de *fièvres* muqueuse, bilieuse, inflammatoire, putride, maligne : celle-ci, d'ailleurs, étant représentée par la moderne gastro-céphalite, ou par la céphalite simple, ou par la céphalo-gastrite, ainsi que la *fièvre adynamique* ou PUTRIDE des anciens, est représentée en MÉDECINE PHYSIOLOGIQUE, ce qui qui est peut-être la plus belle palme du triomphe de cette dernière, comme étant la gastrite ou la gastro-entérite à son SUMMUM d'exagération ?[1]

---

[1] Il faut l'avouer à l'avantage et à la gloire de la *Médecine physiologique* et de son AUTEUR, qui trouvera, sans doute, dans l'assignation du caractère et du traitement de la FIÈVRE PUTRIDE, la plus belle palme de son triomphe, que

Est-il besoin de s'inquiéter du caractère et de la nature de la *cause irritante :* dans l'*angine gangréneuse,* non plus que dans toutes les *angines* purement inflammatoires ; dans la *dysenterie,* ordinairement

depuis long-temps on éprouvait une certaine répugnance, quoique privé des lumières de l'*autopsie,* ou ne sachant point lire dans cette dernière ce que probablement on devait y voir, à gorger de quina, de vins généreux, de cordiaux, de potions incendiaires, un patient, un malheureux, dont le gosier aride, la langue fuligineuse, annonçaient dans les premières voies, une irradiation de forces, un feu concentré, qu'on devait chercher à éparpiller par des irritations à la périphérie, à éteindre par d'abondantes ingurgitations délayantes; et je ne sais, pour me désigner ici, quel instinct médical, quelle anxiété qu'un retour sur les plus grands noms ne pouvait vaincre, me faisaient désirer comme à bien d'autres, l'enthousiasme actuel n'en peut faire douter, une révolution qu'il appartenait au génie de développer et de produire.

Et cependant, la fièvre putride, adynamique, que désigne surtout ce paragraphe, nait sous les influences les plus septiques, les plus énervantes, les plus antivitales. Comment concevoir que les effets de telles influences doivent être une phlegmasie? comment concevoir que ces influences n'agissent point négativement sur le principe vital, *réaction vitale,* pour le débiliter, pour l'anéantir, pour jeter dans la prostration les fonctions diverses que ce principe anime? comment concevoir que les *sidérations* gastro-intestinales que découvre

épidémique et contagieuse : non plus , la gravité de l'inflammation mise à part, que dans la simple *diarrhée ;*

la nécroscopie *, par le fait des événemens funestes de cette fièvre ou de ce que l'on regardait comme tel , ne sont point le résultat instantané, ou plus ou moins suc-

---

* Relativement à la NÉCROSCOPIE , autopsie, ouverture des corps , la PATHOLOGIE attendait une *base* SOLIDE ; mais elle existait sans elle. Cette base, que de nos jours surtout, on cherche à établir , et avec raison, d'une manière plus large et plus absolue , est l'*anatomie pathologique.* Mais combien , jusqu'ici, toutefois, cette base est imparfaite, trompeuse ; combien ce travail, en sous-œuvre, est peu avancé ! Aura-t-il jamais , en effet , la fermeté que le louable enthousiame des courageux investigateurs pratiques du siége de nos maux prétend lui assurer ! Je me hâte toutefois de le dire : la bonne volonté, les efforts de ces investigateurs dont la patience et , d'ailleurs , l'intrépidité, en quelque sorte , dans ces travaux repoussans, sont le moindre mérite , n'en sont pas moins admirables et dignes de toute notre reconnaissance , et les remarques qui suivent, n'ôtent rien à la plénitude de ces sentimens.

L'ANATOMIE PATHOLOGIQUE nous montre dans les dépouilles de l'homme les désordres, les désorganisations que les maladies à leur terme extrême, à leur terme fatal y ont apporté, ou plutôt qui ont causé la mort. Mais ces désordres , ces désorganisations n'existent pas toujours : la maladie ou la mort n'ont quelquefois laissé aucune trace de ce qui a pu les déterminer ; qu'apprend alors l'*anatomie pathologique ?* Voilà donc une lacune dans ses services. Je ne sais *quid divinum (deo ignoto),* quelle influence mortifère, incoercible pour nos appréciations , peut , comme je le dis au commencement de mon texte , nous foudroyer , sans qu'il en reste, sans qu'il reste de ses effets aucune trace cadavérique , qui puisse nous éclairer sur sa nature.

Les désordres, les désorganisations observées par l'autopsie, annoncent jusqu'où la nature a pu user de ses efforts avant de succomber : mais qu'apprend l'*anatomie pathologique* sur la nuance croissante de ces désordres , jusqu'à ce qu'ils aient été tels que la

Dans les *aphtes* gangréneuses : non plus
que dans les *aphtes* ordinaires et bénignes ;
Dans les *parotides*, critiques de ce que l'on

cessif, du *coup de foudre* de ces influences énervantes ?
comment concevoir qu'il faille encore affaiblir, là où les
agens sont des causes de faiblesse, de destruction et

mort dût en être l'effet inévitable ? On ne peut tuer un malade à
des époques graduées de la maladie à laquelle il peut succomber
ou dont il doit guérir, pour étudier les degrés divers qu'offriraient
l'altération et la désorganisation de ses tissus, selon les phases et
les progrès de sa maladie ; on ne peut donc user ici que de la pensée et de ses présomptions, pour supposer et décomposer idéale-
ment, d'une manière ascendante, le désordre observé, jusqu'à ce
qu'on arrive théoriquement à ses premiers linéamens. Quoi qu'il
en soit, ce n'est point de ce que l'on voit, dont celui qui a suc-
combé, était malade, mais c'est ce dont il est mort. Est-ce la maladie, être abstrait, ontologique, entité, qui a produit ce désordre mortel ? est-ce ce désordre, d'abord simple linéament, s'ac-
croissant successivement par la force qui lui était propre, faisant
croître et aggravant la maladie dans la même progression, qui,
arrivé à son extrême intrication, a fait succomber le malade ?
Notez ici que des expérimentations récentes, consignées dans la
Gazette de santé (l'ingratitude de ma mémoire me fait oublier le
nom des auteurs), semblent prouver, qu'après la mort, l'estomac
se digère et se perfore quelquefois lui-même. Quel redoublement
d'attention ne devra point donner ce phénomène, si on en assure
définitivement la réalité, pour ne point regarder comme effet de
maladie ce qui n'est qu'un effet cadavérique ; et qu'elle circonspection surtout ce fait ne devra-t-il point inspirer en médecine légale,
pour ne point mettre sur le compte d'un empoisonnement ce qui
est un produit de la mort !

Heureusement, nous guérissons de la plus grande partie de nos
maladies : que dira, dans ces cas nombreux, l'anatomie pathologique ?

Un cadavre ouvert offre souvent à l'œil et au scalpel de l'anato-
miste investigateur, des désordres simultanés et d'une égale gra-

nommait autrefois *fièvres de mauvais caractère;* non plus que dans le simple *phlegmon* ;

d'anéantissement de la vie !... ô *altitudo* !.... et qu'on ne
trouve point cette exclamation ridicule : la vie ou la

vité, dans ses capacités diverses: sur quel appareil, sur quel organe,
sur quel tissu portera la décision du médecin, pour y établir, selon
son importance vitale, la cause de la maladie et celle de la mort ?
Lisez les ouvertures cadavériques de Lieutaud, à la suite de ses
descriptions des maladies, (médecine pratique), et débrouillez,
au milieu de tout cela, quel a été le tissu, l'organe, l'appareil
d'organe primitivement affectés ?

Combien, malgré le nombre borné des tissus que l'analyse réduit encore, les maladies sont nombreuses et variées par leurs
nuances et leurs effets, leurs complications et leurs transforma-
tions sympathiques, à raison de l'intrication et des correspon-
dances vitales de ces tissus ! et quel travail, que d'années, que
de siècles sont réservés aux patiens, mais généreux investigateurs,
pour assurer une base anatomico-pathologique irrécusable à chacune, à l'immensité de ces maladies ou idiopathiques, ou de
correspondance !

Gloire donc, encore une fois, et reconnaissance aux travaux de
ces explorateurs ! C'est du résultat de ces travaux, mais de leurs
résultats complets dans un brumeux avenir, que doit être enfin
établi le fondement inébranlable de l'édifice médical. Mais il ne
faut point être exclusif, injuste : le domaine de la médecine est
assez vaste, pour que chacune de ses divisions puisse charger, en
quelque sorte, de gloire ceux qui y portent spécialement la lumière ; et, nous le répétons alors, l'*anatomie pathologique*, cet
appui fondamental de la médecine, n'est point toute la science.
Une autre portion de cette science, celle qui devait être ébauchée
du moins la première, l'HISTOIRE DES MALADIES, fruit d'autant plus
précieux et d'autant plus admirable alors, de la patiente observation de DEUX MILLE ANS et plus * EXISTE INDÉLÉBILE sans cet appui

* Les sujets des travaux de l'*anatomie pathologique* sont plus repoussans : mais ils sont fixes, et on peut les laisser et les reprendre,
les étudier à loisir ; ceux de la clinique sont mobiles, fugaces ; il ne

Dans l'*érysipèle gangréneux*, la *variole*, la *rougeole*, la *scarlatine*, l'éruption *miliaire*

mort de millions d'hommes dépend de la décision de ce point de doctrine : et l'un des élémens qui doivent

qu'elle attendait, il est vrai, pour quelques-uns des cas les moins nombreux qui deviennent funestes (car, somme totale, nous guérissons des quatre-vingt-dix centièmes de nos maux, ne laissant, dans tous ces cas, à l'*anatomie pathologique*, que ses présomptions): ayant pu d'ailleurs jusqu'ici, à la face de ses amis et de ses ennemis, et pouvant encore marcher sans lui, quoique trouvant un ferme et puissant secours dans ce soutien que les siècles consolideront de plus en plus. Eh qui pourrait nier l'existence de ce code antérieur à nos temps, et prétendre, dans son enthousiasme, que tout est à recommencer! La MÉDECINE, jusqu'à nos jours, n'eût donc été que ténèbres, et l'humanité sans secours! Qui pourrait nier l'existence de ce code immortel d'observations au lit des malades, et des APHORISMES (maximes irréfragables sans autopsie, qui n'était point connue), des axiômes qui en découlent; de cette médecine, sans OUVERTURE DE CORPS, répéterai-je, et d'autant plus digne de la ferme confiance du présent et des temps qui devront suivre, qu'elle attendait, ai-je dit, sans le redouter, ce complément que doit accroître un immense avenir! Qui pourrait nier l'existence de cette médecine d'observation purement clinique, ou dont la nécroscopie, lorsque plus tard et par intervalle elle fut pratiquée, n'était et ne fut que confirmative, quand on considère les GRANDS NOMS DES HOMMES et des GRANDES ÉPOQUES devant lesquels on doit se découvrir* et s'incliner, qui la fondèrent, en transmirent la tradition, et, par leurs travaux, continuèrent et continuent à en accroître la ri-

faut point en perdre le fil perpétuellement nuancé; et des siècles d'assiduité ne sont point trop pour épuiser leur combinaison.... Chose impossible et inexécutable, ne fût-ce que pour sa santé propre, un étudiant de clinique devrait être des années entières, sans les quitter, auprès des malades.

** *Mot* de M. *Percy*, qui disait que tout chirurgien devait se découvrir lorsqu'il prononçait ou qu'on prononçait devant lui le *grand* nom d'AMBROISE PARÉ.

maligne ou de mauvais caractère; le *zona*, le *pemphygus*, les *pétéchies :* non plus que

éclairer, qui doivent porter un grand jour dans cette décision, est, je crois, la distinction d'avec la fièvre

chesse : *œre perennius :* Hippocrate et son école antique, et celle qui le forma; Arétée, Celse, Cælius Aurelianus, Alexandre de Tralles, Galien lui-même, malgré ses systèmes ; et après avoir traversé les siècles compilateurs, Fernel, Sydenham, Foucquet, Sennert, Lind, Freind, Pringle, Baillou, Finke, Triller, Platner, de Haën, Huxham, Lancisi, Ramazini, Ræderer et Wagler, Trnka, Senac, Boerrhaave, malgré son obstruction mécanique des petits vaisseaux; Frédéric Hoffmann, malgré les lois de l'hydraulique, qu'il applique aux fluides qui les traversent; Cullen, malgré leur spasme; Ferrein, Pomme, Tronchin, les Franck, Tissot, Stoll, Barthez, Dumas, Corvisart, Pinel, le vénérable Portal, type vivant de la haute efficacité des lois d'Épidaure sur celui-là même qui, depuis plus d'un demi-siècle, nous en déroule le code, et tant d'autres grands médecins, qui, comme notre patriarche par son âge, appartiennent à l'histoire et qui échappent à ma mince érudition, sans compter les nombreuses célébrités contemporaines que je ne dois point nommer ici, et cette foule d'illustres chirurgiens anciens et modernes, dont tout l'art, au reste, à raison de sa nature patente, est constitué par des autopsies, en quelque sorte, sur la nature vivante.

Dire que la médecine n'existerait pas après de tels hommes, dont quelques-uns, les modernes surtout, doivent déjà quelque chose à l'*anatomie pathologique*, ce serait nier le soleil lorsqu'on est noyé dans ses rayons; ce serait alors donner prise aux détracteurs de cette science patiente et sublime et dont on veut soi-même tirer sa gloire : aux sceptiques Montaigne, Boileau, le grave Montesquieu, le sublime hypochondriaque Jean-Jacques, le caustique Molière ; à tous les littérateurs passés, présens et futurs, qui toutefois, au milieu de leurs sarcasmes contre la médecine, qu'ils ne ne comprenaient pas : qu'ils ne comprennent pas, qu'ils ne comprendront pas; car la littérature et la philosophie ne donnent pas la science infuse, n'en croyaient, sans s'en douter, n'en croient

dans l'*inflammation traumatique* de la peau
et l'*erythème*, l'*érysipèle* le plus benin ;

adynamique, de la *fièvre ardente bilieuse*, s'il existe
des élémens de cette distinction, ou plutôt, de la réa-

et n'en croiront pas moins, pour cela, à son existence et à son pouvoir, puisqu'ils usaient, usent et useront du moins des moyens
hygiéniques qu'elle indique, qui, aux yeux du vrai médecin, indépendamment de leur destination spéciale pour le maintien de la
santé, sont une mine de puissans, quoique patiens et silencieux
triomphes, pour la thérapeutique; et que même, comme nous
l'avons dit, l'un de ces philosophes douteurs faisait de l'hygiène
une *vertu*.

Ainsi donc, le code de la médecine est là. A la gloire de la
science il existe, un peu encroûté peut-être, pour qui veut
l'étudier :

Nocturnâ versate manu, versate diurnâ ;

disséminé, sans doute, un peu indigeste :

Paululùm **rudis** *indigestaque* **moles,**

noyé en quelque sorte dans les œuvres et la tradition des observa-
teurs. C'est alors à l'ÉCLECTISME à débrouiller, à rassembler ses
membres épars, à co-ordonner son édifice indélebile, et à le
présenter avec assurance à la base encore imparfaite, étonnée de
le recevoir.

Cette note découle de mon sujet, puisque l'ANATOMIE PATHOLO-
GIQUE que je cherche à y apprécier, est la base de la PATHOLOGIE
dont il est ici question, qu'elle assure en quelque sorte le corps de
la doctrine qui résulte de l'assemblage des observations cliniques,
et qui auparavant, constituait seul cette science que l'*anatomie pathologique* confirme, ou prétend confirmer, de la sanction de ses
résultats.

Je dis et je demande pardon de mes répétitions dans cette matière importante, je crois; je dis donc, prétend confirmer :
car, l'*anatomie pathologique*, sans laquelle, selon les vues modernes,
il ne peut exister de *médecine solide*, et qui, dès-lors, répudie tout
ce qu'elle ne confirme point de son secours, peut-elle tout expli-

Dans le cas de *charbon*, de *pustule maligne*, de *bubon pestilentiel*, etc. : non plus que dans celui de *clou* et de *furoncle* simple;

lité de cette dernière fièvre, dont l'écorce, dont l'aspect menteur offrirait tant de rapports avec la fièvre putride *légitime*, s'il en existe une telle, mais dont le caractère,

quer en *pathologie*, puisque, comme nous l'avons exprimé plus haut, beaucoup de maladies, terminées par la mort, sont sans résultats nécroscopiques, indépendamment des cas bien plus nombreux qui, n'étant point mortels, n'offrent rien par conséquent à ses investigations.

Et cependant, c'est sur les résultats cadavériques qu'elle obtient ou prétend obtenir, que s'appuie la *médecine exclusive de l'irritation*: cette *médecine*, puisqu'il faut le dire, qui prétend qu'avant ses recherches, admirables, il est vrai, sur la mort, sans un scalpel à la main, et un cadavre en présence, la médecine, à dater d'Hippocrate, et par conséquent, jusqu'à nos jours, n'était et n'est qu'un radotage, et que tout est à recommencer en *pathologie*, et dès-lors en *thérapeutique* ! Mais au fait, l'IRRITATION est-elle la seule cause productrice de tous nos maux,[*] qui alors, ce qui rendrait la médecine bien simple et bien facile, n'exigerait qu'un *seul* agent thérapeutique, direct du moins, un *seul remède* en un mot, quelle que soit la forme sous laquelle on le déguise?[**] Ce *quid divinum* (*Deo ignoto*), dont j'ai parlé, et que je ferai pressentir dans mon texte aride, n'est-il point quelque chose pour ces maux qu'elle ne peut expliquer, pour les maux que, du moins, l'irritation *univoque*, inflexible, semble ne point suffire pour déterminer, et qui paraissent, dans leur variété, leur aspect individuel, tranché, exiger

[*] J'ai déjà prévenu que pour la régularité, ou par une certaine conviction, je suivais cette *donnée* dans mon *texte*; mais que dans mes *notes* j'établissais mes réserves, mes objections.

[**] Observez que je parle d'un seul remède *direct* : toute la science serait dans la *révulsion* : et cette science serait grande; de longues, de fines études, de longues méditations, une longue expérience, peuvent seules y aborder.

Dans les *hémorragies* dites autrefois *passives* ou *adynamiques :* non plus que dans celles qu'on pourrait appeler *angioténiques ;*

la nature , seraient un incendie intime ; les causes, tout ce qui peut le produire ; les effets internes , tout ce qui annonce ses ravages; les remèdes , tout ce qui peut l'é-

des moyens curateurs, différens dans leurs propriétés , appropriés chacun au mal qu'ils doivent soulager ou guérir : moyens que la nature ét l'art prodiguent , et qui , avec la médecine de nos jours, semblent être des contre-sens.

On voit donc, j'en demande au besoin pardon à son illustre auteur, qui ne lira point mon bavardage, que selon moi et contre son gré sans doute , son *système exclusif* de l'IRRITATION , et encore de l'irritation *univoque ,* rétrécit la médecine* et en annule la partie qu'on regardait comme savante, la majeure partie de la *thérapeu-*

* Les *auteurs* et les *sectateurs* de la *doctrine moderne* sont très-*savans.* Il leur a fallu beaucoup de science et une perspicacité profonde , pour parvenir par la voie de l'exclusion à la réduction admirable à laquelle ils sont arrivés en pathologie (fièvres) et en thérapeutique †. Mais ceux, qu'on me passe l'expression que je vais employer, qui reçoivent leur système *tout mâché,* auront-ils besoin de ces études qui auront conduit les créateurs de l'édifice à ce point de simplicité ? Il sera peu des *adeptes* à venir qui concevront ce qu'ils appelleraient la niaise et dupe *bonhomie* de s'initier péniblement à ces divagations de vingt siècles, dont on aura fait table rase; et si, par hasard, la *docte antiquité ,* et les temps qui la suivirent intermédiairement jusqu'à nous, n'avaient pas toujours eu tort, les temps à venir en porteraient la

† Si définitivement , dans sa sublime réduction thérapeutique , la *médecine physiologique* s'en tient à sa *gomme,* que quelque critique morose regarderait , pour tout ce qui a trait à la science de l'homme , même sain et surtout malade , comme le point unique où s'arrête en médecine , mais que vient presser de toute part , en écartant avec dédain ce qui ne l'est pas , le doute exclusif de ce siècle frondeur qui a porté partout son scepticisme ; si donc la médecine physiologique s'en tient à sa *gomme,* je ne vois pas au fait, à quoi nous mènerait la duperie de nos études minéralogiques , botaniques , zoologiques, chimiques , voire même de matière médicale ; nous pouvons envoyer paître les Haüy , les Linnée , les Cuvier , les Lavoisier , les Thenard , les Peyrible , les Alibert , les Barbier , etc.; et il nous suffira de nous entendre avec un honnête facteur des comptoirs du Sénégal.

Dans les *affections* dites autrefois *mu-queuses, bilieuses :* non plus que dans celles qu'on pourrait nommer purement *inflam-matoires ;*

teindre.... C'est là ce que je puis penser, sauf meilleur avis, qui consisterait à démontrer, ce qui ne serait peut-être point difficile, que ce que je nommerais *fièvre ardente-tique* [*]. Toutefois, j'adopte la MASOTTE du jour dans le texte de ce travail ; d'autant plus, je m'en accuse encore une fois, qu'avec moins de sévérité sans doute (voyez la 2ᵉ note de la page 201), et plus de variété innocente, ne fût-ce que pour le *decorum*, et l'illusion nécessaire et médicatrice de l'art, elle fut toujours assez la peine, puisque l'ignorance, dédaigneuse à l'égard de ceux qui ne voudraient pas y rester; puisque l'ignorance dont on se ferait gloire, du *radotage* réel ou supposé de ceux qui nous auraient précédés, serait érigée en principe, etqu'il suffirait de se reposer fièrement sur l'*oreiller* de la science quintessencée, mais extrêmement facile, dont la pénible filière resterait perdue avec ceux qui l'auraient amenée à cette exiguité.

[*] Si, pour peu qu'il y ait *retentissement* (pour me servir d'une expression romantique) dans nos maladies, (et la muqueuse gastrique si elle n'est le siége primitif de ces dernières, est presque toujours, par sympathie, par correspondance, l'aboutissant de toutes); si, dis-je, pour peu qu'il y ait retentissement d'une irritation vers la muqueuse gastrique, cette irritation, même secondaire, doit être respectée, il suit de-là, que pour suivre rigoureusement ses principes, la *médecine physiologique* ne doit presque toujours employer qu'une médication directe habituellement la même ; les *adoucissans* et même uniquement l'eau de gomme, à laquelle elle se borne ordinairement, qui est son moyen *sacramentel*, le plus simple en effet, le plus élémentaire, le moins inoffensif, quoiqu'au premier abord, ce dont quelques adeptes ne se doutent pas peut-être, elle ait au service de sa théorie, le sucre, les fécules, les graines des graminées, les malvacées, les borraginées, les verbascées, les fruits doux, la gélatine, etc.

Mais si dans la rigueur de son système de *médication directe*, dont

Dans les PHLEGMASIES *chroniques*, obstructions, maladies ou affections organiques :

bilieuse ne serait autre chose , et *vice versà* , que la *fièvre*

mienne, long-temps avant que la *médecine physiologique* ne fût née, et que, comme dit le proverbe :

> On en revient toujours
> A ses vieilles amours !

J'adopte d'ailleurs ce système, dans ce travail, parce que, rationnelle en apparence, cette MÉDECINE AISÉE, qui suit imperturbablement sa route (et peu soucieuse des difficiles et contestables triomphes qui peuvent faire la gloire de l'art, ou plutôt l'art lui-même ; certaine d'ailleurs dans sa modération, pourvu qu'elle ne la pousse point à l'excès, de ne point faire mourir directement et *ex abrupto* du moins, si elle n'empêche point toujours de mourir, en dédaignant des ressources qui peuvent être réelles , mais qui ne sont point dans ses conceptions et ne peuvent être alors dans ses vues); parce que cette médecine aisée, dis-je, s'adapte à la rapidité de ces Esquisses, plaçant, ai-je dit, comme hors-d'œuvre et appendices ce qu'elle peut rejeter de son cadre et qui est du domaine de la médecine ancienne qu'elle veut remplacer.

elle ne s'écarte que par respect humain ; elle n'a que les adoucissans et sa *gomme* en dernière analyse; elle peut être et elle est en effet savante , comme nous l'avons dit dans une dernière note, polypharmaque même , dans ses administrations , pourvu que l'estomac , à moins qu'il ne soit sain , n'en soit pas le lieu d'application. Ainsi, par la *méthode intraleptique*, la peau peut recevoir toutes les *médications* de l'ancienne médecine, pour que l'influence des choses appliquées se communique, ou par voie d'absortion, ou par sympathie à l'organe ou au tissu malade. La peau est aussi le minutieux théâtre de ses *révulsions*, soit sanguine, soit irritante ; et c'est à l'expérience à confirmer un jour les prétentions, exagérées peut-être, qu'elle manifeste sous ce rapport ; et cependant nous ne devons point omettre ici que la crainte méticuleuse de son ABTENTISSEMENT de *l'irritation* sur des organes importans, ou dans l'économie, ne soit cause encore qu'elle n'ose se livrer à cette ressource , soit pour son activité , soit pour sa durée , qu'avec une extrême circonspection. Ce sont les mêmes appréhensions que pour sa *chère* muqueuse gastrique ou des voies digestives.

non plus, au degré près, que dans les *phlegmasies aiguës* des tissus et des organes ;

adynamique ou *putride* elle-même*. Alors tout serait décidé : et les boissons délayantes, muqueuses, acidules ; et les sangsues à l'épigastre, auraient définitivement

* M. B........ ne reconnaît plus dans tous nos maux que des IRRITATIONS, des PHLEGMASIES, *inflammations* ; et *spécialement*, dans ce qu'on appelait, naguère encore : FIÈVRES ESSENTIELLES, c'est-à-dire *fièvre inflammatoire*, angioténique ; *fièvre bilieuse*, méningo-gastrique ; *fièvre bilieuse des tropiques*, fièvre jaune, fièvre ictérode, vomito-négro ; *fièvre muqueuse* ou *pituiteuse*, adéno-méningée ; *fièvre muqueuse des camps*, typhus proprement dit, peste du nord ; *fièvre putride*, adynamique ; *fièvre maligne*, ataxique, *peste* du *levant*, fièvre adéno-nerveuse : ne reconnaît plus, dis-je, dans tout cela (du moins je le devine ; car je n'ai point lu les ouvrages de M. B........;) ne reconnaît plus, dis-je, dans tout cela, que des *phlegmasies* gastro-intestinales, quelquefois gastro-céphaliques ou céphalo-gastriques plus ou moins intenses : continues, rémittentes et intermittentes : ou, pour me servir des mots SACRAMENTELS. des *gastro-entérites*, quelquefois des *gastro-céphalites* et des *céphalo-gastrites*, pour les fièvres dites autrefois *malignes*; il veut d'ailleurs que, tout étant IRRITATION, phlegmasie, ou résultat de phlegmasie dans nos maux : même le SCORBUT, même les NÉVROSES ou maladies nerveuses ; même les MALADIES LYMPHATIQUES : spécialement les scrophules, le carreau et leurs résultats, tels que les hydropisies et les infiltrations ; il est du reste des hydropisies et infiltrations véritablement sthéniques ; il veut qu'il n'y ait qu'un traitement qui convienne pour tous nos maux, du moins tant qu'il y ait convalescence : le *traitement* ANTIPHLOGISTIQUE; et alors, pour quiconque connaît les réductions dont sont susceptibles les moyens antiphlogistiques que nous fournit la nature : toutes les armes de la thérapeutique peuvent se réduire maintenant à la saignée par la lancette ou les sangsues, à l'eau gommée, et peut-être, j'en demande pardon à la médecine physiologique pour cette surérogation; pour les phlegmasies qui offrent un GÉNIE BILIEUX, à une boisson acidulée par la crème de tartre, par exemple, que j'ajouterais aux

Dans les ÉRUPTIONS *impétigineuses* de la peau : *impetigines : lèpre, dartres, teigne,*

gagné leur procès : car les révulsifs topiques sont de tous les systèmes.

deux autres moyens, pour former aux RÉVULSIFS topiques près, de cette réunion, comme le TRIUMVIRAT de la *médication moderne*.

Les médecins de tous les temps ont, quoi qu'on en dise, ont employé le traitement antiphlogistique contre une GRANDE DIVISION, contre les trois quarts de nos maux, à l'exception de quelques évacuations préliminaires et finales qu'ils jugeaient nécessaires ou utiles pour balayer les *saletés gastriques* qu'ils considéraient comme foyers ou comme produits de la maladie ; à l'exception des fébrifuges par lesquels ils voulaient rompre une maladie périodique, etc.: mais la FIÈVRE ADYNAMIQUE ou *putride*, qu'il ne faudrait point confondre peut-être avec la FIÈVRE ARDENTE, bilioso-inflammatoire, qui ment quelques-uns de ses aspects, si toutefois, comme nous l'avons dit, cette distinction doit exister; mais le SCORBUT, contracté ordinairement, ainsi que la *fièvre putride* [*], sous les influences les plus infectes, les plus destructrices du *principe de la vie* ou des *propriétés* qui le représentent ;[**] mais les MALADIES LYMPHATIQUES (phlegmasies blanches d'aujourd'hui) et spécialement les *scrophules* nées d'une constitution détériorée, soit d'origine, soit par des influences énervantes, MALADIES de l'ENFANCE, qu'*absorde* l'ÂGE de la FORCE, et qui reparaissent sous d'autres formes

---

[*] Pendant vingt-cinq ans que j'exerçai dans la pratique civile, à peine ai-je eu à traiter cinq à six fois la FIÈVRE dite *putride*, ou le *typhus*, ou la fièvre *ataxo-adynamique*: car tout cela se tient, et on doit s'entendre sur la synonymie ; encore, une seule de ces fièvres fut-elle spontanée: les autres venaient du dehors, tandis que cette maladie est sporadique dans les hôpitaux, par leur infection. Je l'y contractai, en même temps, avec douze de mes camarades.

[**] Je sais que ces *influences infectes*, dites autrefois affaiblissantes, sont considérées par la médecine physiologique comme des *principes très-actifs d'irritation* et, par conséquent, de phlegmasie, surtout *gastro-intestinale* ; mais cette assertion n'est-elle point encore à prouver?

gale, etc. : non plus que dans une *phlegmasie* cutanée franchement inflammatoire, ou plutôt franchement active ;

Dans les SCROPHULES, le *rachitis*, la *vérole*

à l'*âge de retour ; toutes les maladies* comprises dans cette seconde division, regardées comme le résultat d'une faiblesse radicale ou acquise, d'une inanition, d'un abandon des forces, d'une dissolution imminente, pour servir chacun selon son goût, étaient soumises à un traitement tonique, excitant, anti-putride. Or, c'est dans l'assignation de la nature de ces dernières maladies et de la *fièvre adynamique* ou *putride* surtout, les maladies lymphatiques et autres ne marchant qu'en sous-ordre ; c'est dans la détermination du traitement qui leur convient, que réside le caractère tranchant de l'immortelle découverte, si toutefois l'extension n'en est point forcée, du *célèbre médecin* physiologiste. Il regarde, pour ne parler ici que de la *fièvre adynamique, et ab unâ disce omnes*, les phénomènes qui lui appartiennent comme le résultat du *summum*, du plus haut degré de la *phlegmasie gastro-intestinale*, phlegmasie que, d'après ce que manifeste l'autopsie, il tente de prouver, ainsi que nous l'avons dit, être la cause de toutes les fièvres, dites essentielles, si on l'excepte comme cause unique et toujours directe des fièvres ataxiques ou malignes ; et alors, bien loin, comme on le faisait, à raison des apparences de la maladie, et des causes présumées de débilitation et de prostration qui la signalent ; bien loin de chercher à ranimer la nature qui semble défaillante, épuisée, dans la *fièvre putride* surtout, par l'attirail des excitans hygiéniques, diététiques, médicamenteux d'usage, il s'efforce, bien au contraire, d'éteindre l'énergie surabondante, la chaleur comburante qui produisent tout cet appareil de *prostration* apparente qui n'est que l'expression de l'*excitation* la plus profonde et la plus concentrée, par tous les moyens et muqueux et acidules, par tous les antiphlogistiques, en un mot, qui peuvent abattre l'INFLAMMATION *extrême*, dont la gangrène et le sphacèle peuvent être le terme, qui constitue la maladie en question : celle-ci ne revêtant, selon la *médecine physiologique*, que l'apparence trompeuse de l'inanition des forces qu'on serait tenté de relever par les fortifians les plus énergiques ; et de la dissolution des humeurs à laquelle on cheret ses accompagnemens, le *cancer* que précède le *squirrhe*; le *scorbut*, etc.: non plus que dans la FRANCHE INFLAMMATION ROUGE, comme on le dit maintenant, des organes

chait à s'opposer autrefois par la série nombreuse des antiputrides..... Voilà , pour le dire en passant, le point du procès que je n'applique ici par abstraction , qu'au sujet le plus apparent ; à la FIÈVRE PUTRIDE, qui tient maintenant toute la médecine en suspens, et qu'il s'agit de résoudre. Il s'agit de décider si tout est phlegmasie dans nos maux , et alors, si toute médication doit être anti-phlogistique: si , renonçant aux causes finales , on doit bannir de nos officines , puisque la muqueuse gastro-intestinale toujours enflammée primitivement, ou par irradiation . dans nos maladies , ne peut les admettre sans y augmenter l'embrâsement, ces innombrables moyens toniques, excitans , anti-nerveux , que dans son erreur la *nature* produit avec une profusion dont l'*art*, toutefois , sait extraire des élémens peu nombreux qu'il croyait à notre usage *; si enfin, et ce n'est peut-être point une plaisanterie qu'ici je me permets, l'autorité ne sera point forcée d'intervenir dans cette grande contestation par un arbitrage imposant. (Voyez, second volume , mon Essai sur les réformes dont l'enseignement et etc., de l'art de guérir serait susceptible.) Puisque l'enthousiasme du génie , et la pertinacité naturelle pour ses propres conceptions, céderaient difficilement, si même ils peuvent céder, à un contre-examen solennel.

Et cependant les malades sont là pour *reverdir* ! ils sont là , et se succèdent, en face de leurs docteurs indécis , à la bouche béante , qui ne savent plus s'ils doivent leur dire *blanc* ou *noir*, leur donner de l'eau de gomme ou du quinquina, de l'eau ou du Bourgogne. Aussi ai-je quitté consciencieusement la partie, et l'ai-je laissée à de plus *avisés* que moi.

---

* J'ai déjà dit que si la médecine physiologique se croyait moins souvent permis qu'on ne le faisait dans l'ancienne médecine ; d'employer directement ces moyens, sur la muqueuse de l'estomac, elle en faisait l'essai *iatraleptique*. Plusieurs d'entre eux , d'ailleurs , lui servent comme révulsifs.

autres que ceux constitués par les TISSUS BLANCS, ou de ces *tissus* eux-mêmes, siéges exclusifs, ou pour leur part, des maladies que nous venons de nommer;

Dans les NÉVROSES, au moins *douloureuses :* non plus que dans une *franche phlegmasie rhumatismale ;*

Est-il besoin, dis-je, de s'inquiéter de tout cela, si l'existence contestée pour certaines de ces maladies du moins, du *quid divinum (Deo ignoto)* dont j'ai déjà parlé plusieurs fois : des MIASMES du typhus, de la *fièvre jaune,* de la *peste,* de l'*angine gangréneuse,* de la *dysenterie,* de *aphtes gangréneuses;* des VIRUS de la *variole,* de la *rougeole,* de la *scarlatine,* de l'*éruption miliaire;* le GÉNIE *gangréneux du charbon,* de la *pustule maligne,* du *bubon pestilentiel,* de la *pourriture d'hôpital* que j'avais omise dans mon énumération précédente; *l'aspect atonique apparent des hémorragies passives; l'aspect spécifique des affections muqueuses et bilieuses; le peu d'excitation des irritations chroniques; l'irritation, sui generis, des affections impétigineuses; l'existence problématique des effluves des scrophules,* du *virus vénérien* et du *virus cancéreux; l'atonie apparente* dans le *rachitis,*

le *scorbut*, le *diabetès* même ; l'*irritation hé-
téroclite* dans les *névroses :* névralgies, etc.,
ne changent rien, en effet, au TYPE regardé univoque de l'IRRITATION, et (à l'exception de quelques soins hors de la règle,
pour les phlegmasies déterminées par l'introduction des poisons, du virus rabique,
du vénin des reptiles et de celui de certains insectes), si tout cela n'exige point
pour sés causes miasmatiques, virulentes,
spécifiques par exemple, de MÉDICATION *ale-
xipharmaque*, spéciale, nervine, que sais-je !
qui indiquerait que l'IRRITATION n'est point
la chose unique, essentielle peut-être, s'il
est vrai qu'il y ait toujours irritation, dont
le médecin ait à s'occuper dans ces cas
divers (ne devant, loin de-là, voir, du
moins dans quelques-uns, qu'un grand
affaissement, une grande aberration, un
grand désordre dans l'économie de l'INNER-
VATION qui a besoin d'être délivrée de la
STUPEUR qui entrave son exercice, ou d'être
régularisée dans ses écarts; dans la plupart, une *atonie* que ses CONTRAIRES doivent
faire disparaître), et ne demande, en un
mot, avec des modifications nuancées
par les divers degrés de gravité du mal,

d'ailleurs univoque, que le *traitement* simple et franc que la *franche* IRRITATION, *l'irritation* en général, exige !

Qu'est-ce maintenant, du moins par son but, que cette IRRITATION ? C'est, en quelque sorte, la SENTINELLE, le *garde-à-vous!* de la VIE. Les *êtres bruts* ne la connaissent pas : mais elle appartient aux *végétaux* comme aux *animaux*, puisque chez les premiers comme chez ceux-ci : *ubi stimulus, ibi affluxus.* Lorsque ce *stimulus* est dans la règle, il détermine les fonctions régulières de la vie ; lorsqu'il a trop d'activité, il devient un *aiguillon* incommode, cause, en un mot, de la maladie, surtout lorsque cet *aiguillon* ou plutôt sa matière, n'est point en rapport avec la nature des êtres vivans, des organes, des tissus qu'il stimule ; lorsqu'il n'est point, par eux, assimilable à leur substance ; lorsque leur antipathie conservatrice le repousse ; et alors, les forces de la vie, la RÉACTION VITALE s'insurgent pour l'*éliminer*, et rétablir l'universel équilibre ou la santé.

Ainsi donc, l'IRRITATION considérée *pathologiquement* et dans le système exclusif

de la *médecine* régnante, est le produit de
l'action de l'*aiguillon*, *localement* enfoncé,
quel qu'il puisse être, lancé du dehors, ou
développé au-dedans de nous, qui, par
l'oubli ou l'omission volontaire ou forcée
des *règles* de l'HYGIÈNE, s'est fixé dans un
de nos tissus ou de nos organes, devenu par
là *siége* de la *maladie*. (Voyez comme correctif de cet aride, rebelle, résistant, ré-
calcitrant, ingrat, *solidisme*, mes réflexions
éclectiques ou de *fiat lux*, ayant pour titre
de la MÉDECINE HUMORALE, qui terminent
cette partie de mon travail.)

Le *siége* de cette IRRITATION, de cette
INFLAMMATION, est, dit-on, dans la TUNIQUE
MUQUEUSE de l'*estomac* et du *tube digestif*,
lors de la GASTRITE et de la GASTRO-ENTÉRITE,
produisant ce que l'on nommait autrefois :
1° *embarras gastrique*, *embarras intestinal*,
plus anciennement *courbature*, *état saburral*
des premières voies, *saletés gastriques* et
intestinales; 2° fièvre adéno-méningée: fièvre
muqueuse, pituiteuse, catarrhale, typhus dans
son état le plus grave, et alors contagieuse
ou réputée telle; 3° fièvre méningo-gastrique : fièvre bilieuse, *cholera-morbus*, fièvre

Gastro-enté-
rite, ou fièvre
des anciens.

jaune; 4° fièvre angioténique : fièvre inflammatoire; 5° fièvre adynamique : fièvre
putride, réputée fièvre *ardente* ou *bilioso-
inflammatoire* d'autrefois; 6° fièvre ataxique : fièvre *maligne*, mais avec retentissement, dans ce cas, à l'*encéphale*, si même
alors la phlegmasie n'est point primitive,
ou même uniquement dans le CERVEAU ou
ses dépendances; 7° fièvre adéno-nerveuse,
peste....: tout cet assemblage de maladies
et leurs dérivées, dont l'établissement des
caractères spécifiques et, dit-on, imaginaires, l'intrication et le traitement don-
naient tant de vains embarras aux *anciens*,
n'étant, au demeurant, selon les vues
modernes, que la gastro-entérite selon ses
divers degrés ascendans d'exacerbation,
devenant toutefois, comme il a été dit plus
haut, gastro-céphalite dans la fièvre, ou
plutôt ce qu'on appelait autrefois *fièvre
maligne*, qui peut n'être qu'une céphalite
simple, ou une céphalo-gastrite. [1]

---

[1] J'aurais voulu inscrire au second volume, mais
l'espace me manque, un *opuscule* ayant pour titre :
Esquisses nosographiques, ou *symptômatologie* rapide des
maladies. Voyez ce que je dis des *caractères de l'irritation*, à la fin de cette partie.

Dans l'encéphale : le CERVEAU, le POUMON, le FOIE, la RATE, les REINS, lors de l'encéphalite : *frénésie ;* la pneumonite : *pneumonie, péripneumonie, fluxion de poitrine, phthisie pulmonaire ;* de l'hépatite, de la splénite, de la néphrite ;

A l'ARACHNOÏDE, à la PLÈVRE, au PÉRICARDE, au PÉRITOINE, à la MEMBRANE VAGINALE, dans les SYNOVIALES ARTICULAIRES, lors de l'*arachnoïdite,* de laquelle résulte l'hydrocéphale aiguë et chronique, et à laquelle d'ailleurs, comme à l'encéphalite, on peut rapporter la frénésie ; de la *pleurésie,* de la *péricardite,* de la *péritonite,* de l'*inflammation* de la *membrane vaginale,* et de *celle* des *synoviales articulaires ;*

A la MEMBRANE MUQUEUSE de l'*oreille,* la conjonctive, la *muqueuse pituitaire ;* aux *amygdales ;* aux MUQUEUSES du *pharynx,* du *larynx,* de la *trachée-artère,* des *bronches* et des *cellules aériennes ;* à la MUQUEUSE de l'*estomac* et du *tube digestif ;* à CELLE de l'*uterus* et du *vagin ;* à CELLE de la *vessie* et de l'*urètre,* lors du *catarrhe de l'oreille,* de l'*ophtalmie,* du *coryza ;* des *angines tonsillaire, pharyngée, laryngée, trachéale,* du *croup,* du *catarrhe pulmonaire ;* du *catarrhe de l'estomac* et de l'*inflammation* de ce *viscère* par les *poisons :* mais ici plusieurs membranes du viscère peuvent être envahies; de la *diarrhée*, de la *dysenterie*, des *aphtes*; des *catarrhes utérin*, *vaginal :* flueurs blanches ou leucorrhée; du *catarrhe* de la *vessie*, de l'*urètre :* blénorrhée;

Phlegmasies musculaires. Dans le TISSU MUSCULAIRE, des *muscles* de la LOCOMOTION VOLONTAIRE; du *cœur*, du *diaphragme* et de tous les *organes* de la *vie intérieure* qui admettent ce *tissu*, lors du *rhumatisme*, de la *cardite*, de la *phrénite*, et des *inflammations graves des organes* de la vie organique;

Id. fibreuses. Dans le TISSU FIBREUX, lors de la *goutte*, peut-être de la *métrite*, et peut-être encore du *centre* phrénique du *diaphragme*;

Id. cellulaires. Dans le TISSU CELLULAIRE, lors du *phlegmon*;

Id. cellulaires et cutanées. Dans les TISSUS CELLULAIRE et CUTANÉ, lors du *clou*, du *furoncle*, du *charbon*, de la *pustule maligne*, du *bubon pestilentiel*;

Id. aiguës du tissu cutané. Dans le TISSU CUTANÉ, lors de l'*érythème*, de l'*érysipèle*, du *zona*, du *pemphygus*, de la *variole*, de la *rougeole*, de la *scarlatine*, des *phlegmasies anomales de ce tissu :* et ici se placent, quoique pouvant affecter des *tissus* plus profonds, et demandant une modification dans le traitement, à raison de la cause, les résultats phlegmasiques des morsures des insectes vénéneux, des reptiles et des animaux enragés;

Dans le MÊME TISSU, mais d'une manière chronique, lors des *impetigines* : *lèpre*, *éléphantiasis*, *dartres*, *teigne*, *gale*; [Phlegmasies chroniques du même tissu.]

Dans les ARTÈRES et les VEINES, lors de l'artérite et de phlébite : [Id. des artères et des veines.]

Dans tous les TISSUS, lors de leurs BLESSURES, par le fait de l'inflammation vulnéraire qui s'y développe; [Id. traumatiques]

Spécialement dans toutes les MEMBRANES MUQUEUSES, lors des hémorragies : (en est-il de passives?) l'épistaxis, l'hémoptysie, l'hématémèse, l'hématurie, la ménorrhagie, les hémorrhides; [hémorragies]

Placerons-nous au nombre des HÉMORRAGIES, l'APOPLEXIE, résultat, dit-on, de la rupture des vaisseaux sanguins, par suite du ramollissement phlegmasique, et de l'érosion qui en est la suite, d'une portion de la substance cérébrale ou cérébelleuse, et des vaisseaux qui y aboutissent et qui qui la traversent? [Apoplexie.]

Dans les GLANDES et le SYSTÈME LYMPHATIQUE,

Scrophules. lors des *scrophules:* la phthisie tuberculeuse, le carreau, etc.;

Syphilis. Dans les *membranes muqueuses*, les *glandes lymphatiques*, la *peau*, les *os*, etc., lors de la *syphilis;*

Cancer. Dans les *glandes conglomérées, conglobées*, les *membranes muqueuses*, la *peau*, etc., lors du *cancer* et du *squirrhe*, qui le précède;

Maladies des os. Dans les os, lors de l'*exostose*, du travail de la *nécrose*, du *spina ventosa*, de l'*osteosarcôme*, de la *carie*, etc.;

Diabétès. Dans le *système urinaire*, lors du *diabetès*.

Scorbut. Quant au SCORBUT, y aurait-il place pour quelque PASSIVITÉ, du moins pour quelques cas de cette maladie ? « Est-il possible, ai-je » dit, dans une de mes productions clan-» destines, en parlant des *hémorrhagies* dites » *passives*, de concevoir que ce sang noir et » fétide qui exsude des gencives en putri-» lage de ce scorbutique à l'œil morne, au » teint blafard, à toute l'habitude impo-» tente et affaissée, qui inonde son tissu » cellulaire, qui abreuve ses muscles dila-» cérés, soit le résultat d'une hémorragie » active ? »

Névroses. Dans les NERFS, lors des NÉVROSES, et spécialement les *névralgies* sus-orbitaire, sous-orbitaire, faciale, sciatique; et les *névroses proprement dites:* vésanies, hydrophobie, épilepsie, hystérie, hypochondrie; et même quelques *névroses spasmodiques:* asthme, coqueluche, convulsions, tétanos, etc.; au demeurant, classe et assemblage de maladies, assez mal déterminés;

Dans les ORGANES SEXUELS, et par réflexion, dans *toute l'économie,* lors du satyriasis, de l'*aménorrhée sthénique,* s'il y en a une qui ne le soit pas, et de la *nymphomanie.*

Maladies de la vie de l'es-pèce.

Dans cette énumération, nous avons indiqué l'action de l'irritation sur les *tissus simples:* mais cette action, isolée et commode pour le médecin et ses systèmes, est rare dans la nature : l'arachnoïdite va rarement sans la céphalite, la *pleurésie* sans la *pneumonie,* puisqu'on se sert même ordinairement, pour exprimer la *fluxion de poitrine,* du mot *péripneumonie* qui indique l'inflammation simultanée du poumon et de la plèvre [1]. Le catarrhe pulmonaire intense est aussi assez souvent compliqué

---

[1] On est loin de nier cependant l'inflammation *isolée* de chaque tissu, *bienfait* de la nature qui, par la variété de ces tissus, borne les progrès des maladies graves, et les empêche, pour un certain temps du moins, d'en-

d'un commencement de péripneumonie,
et ainsi de suite. Et après, il peut y avoir
en même temps céphalite et gastrite, primitives en quelque sorte, et non par sympathie réciproque, qui laissent indécis où
l'on doit porter les premiers secours.
Toutes les capacités, toute l'économie
semblent quelquefois prises en même temps
et laissent à deviner, en quelque sorte,
où l'on ira à l'aide de la *réaction vitale*, non
point pour l'étouffer, quoi qu'on en dise,
ce en quoi je me permettrai de différer de
la médecine physiologique, qui, par cet
absolutisme même, peut être meurtrière;
mais pour modérer ses efforts, ses com-
bats, contre l'aiguillon local et l'aider
ainsi, soustractivement, à le dénaturer, à
le cuire, comme on disait autrefois, et à
l'expulser. Heureusement que dans cette
perplexité, nous avons les secours généraux qui sont toujours efficaces, qui dé-
blaient, en quelque sorte, le gros de l'embarras, éclaircissent la besogne, laissent
enfin à découvert le point majeur aboutis-

vahir toute l'économie. M. Delpech a appliqué cette vue
au *cancer*, qu'il extirpe en épargnant des tissus qu'on
sacrifiait autrefois.

sant et en même temps de départ de tous ces efforts qui paraissaient confus, et donnent toujours le temps, s'il en est besoin, de recourir aux moyens locaux dont ce point principal de désordre peut exiger l'application.

Je ne laisserai point ce domaine le plus apparent de l'IRRITATION, sans signaler quelques *double-emplois*, selon moi, de la MÉDECINE PHYSIOLOGIQUE qui m'embarrassent et qui semblaient ne point exister dans l'ancienne médecine. Celle-ci, en effet, avait sa *fièvre maligne* et sa *frénésie* bien distinctes; la médecine physiologique admet aussi séparément ces affections : mais comment les distingue-t-elle? puisque dans l'un et l'autre cas, c'est toujours une *in-flammation* du *cerveau*; la première avait son *farrago* de FIÈVRES et sa GASTRITE dont elle ne parlait presque pas, bien séparés: la seconde n'a plus que sa GASTRITE, sa GASTRO-ENTÉRITE et son ENTÉRITE, qu'elle doit faire servir alternativement à exprimer d'abord toutes les fièvres de l'ancien temps, et ensuite, au besoin, l'inflammation de l'estomac, la dysenterie, la simple diarrhée, qui ont un œil tout différent des fièvres essentielles de l'ancien régime de la médecine.

La vieille médecine, pour revenir sur nos pas, avait sa frénésie toute seule, et son inflammation des méninges qui pouvaient être suivies d'un épanchement séreux, comme cela arrive d'ailleurs dans les inflammations de toutes les *membranes séreuses :* de la plèvre, du péricarde, du péritoine, de la tunique vaginale, des membranes et gaînes synoviales des articles et des tendons ; la nouvelle médecine a sa céphalite, son arachnoïdite, et de plus, son hydrocéphale aiguë et chronique, qui ne sont que des résultats, ce semble, comme la plupart des hydropisies, et que cependant des médecins distingués de la nouvelle école érigent en maladies : ce qui doit être alors, sans que, je l'avoue, je puisse trop rien y comprendre.

Quoi qu'il en soit de ces dernières remarques qu'on laisse échapper dans la vue, selon son illusion et sans doute son ignorance, de mettre humblement sur la voie de quelques éclaircissemens que solliciterait la science, j'ai parcouru jusqu'ici dans cette squélétologie, dans cette espèce de *table de matières* de la PATHOLOGIE , la part de l'IRRITATION; et cette part est, je crois, très raisonnable. Nous pouvons en conséquence, demander grâce pour l'ASTHÉNIE (dans laquelle, je crois, on ne voudrait placer que la *convalescence* décidée : et il y a quelque chose de spécieux dans cette prétention. Mais alors, adieu la MÉDECINE, sinon comme belle *science* philosophique et de spéculation, qui n'appartiendrait qu'à ceux que l'aisance et la richesse favorisent, et qu'ils pourraient, comme seconds *pasteurs*, libéralement et fructueusement exercer pour le plus grand bien de la société et des individus; qui, en un mot, voudrait des philosophes pour ministres, mais demanderait aussi impérieusement des philosophes pour malades); nous pouvons donc demander grâce, provisoire du moins, en faveur de l'*asthénie*, pour quelques concessions équivoques, puisqu'il paraît, que quant à nos maladies, la STHÉNIE est la règle, et que l'*asthénie* forme les exceptions qui ne peuvent être, dès-lors, que très-irrégulières et sans déliminations bien marquées : ces exceptions n'étant alors souvent que les résultats de la *sthénie* trop prolongée et dégénérée en quelque sorte. L'asthénie *absolue*, en *pathologie*, est donc un objet de doute ; et c'est pour cela que quoiqu'elle puisse avoir quelques aberrations de l'économie dans son domaine réel, nous verrons reparaître dans la légère énumération suivante, quelques-unes des affections que nous avons placées dans la division précédente sous le domaine de la franche *irritation*.

SECTION SECONDE.

DE L'AB-IRRITATION, ou ASTHÉNIE.

Ainsi, jusqu'à plus ample informé, nous placerons sans conséquence, avec plus ou moins de doute, plus ou moins d'hésitation, sous le domaine de l'asthénie, quelques flux muqueux chroniques et sans douleur, dont prudemment, si l'on veut, un exutoire remplacerait l'excrétion : tels que de vieux écoulemens de l'oreille, de vieilles ophtalmies, que par parenthèse, pourvu qu'il n'y ait point de cause, d'obstacle mécanique, guérit merveilleusement la pommade ophalmique de la veuve Farnier : c'est le

quina des ophtalmies chroniques; les CA-
TARRHES *pulmonaires chroniques* indolores,
et sans irritation fébrile [1]; les APHTES *épi-*

Catarrhes
pulmonaires
chroniques.
Aphtes épi-
démiques
ou muguet.

[1] J'avais prescrit le genre de vie suivant à un vieillard de 68 ans, et qui a vécu jusqu'à 70 ans, atteint d'un catarrhe pulmonaire chronique durant depuis deux ans; et qui, accoutumé avant sa maladie à un genre de vie stimulant et tonique, sans faire d'excès, et à un régime très-succulent (en deux mots, M. *Dessaux* père, ancien président du district de Calais, maire de Guînes jusqu'à sa mort, et dont la mémoire a été et est encore bénie par ceux qui ont été froissés par nos premières secousses révolutionnaires, était *gastronome*), s'était réduit depuis son *catarrhe*, qui le condamnait dans vingt-quatre heures à quatre ou cinq expectorations périodiques lonques et convulsives, à une manière de vivre aqueuse, muqueuse, extrêmement affaiblissante, instinctivement *physiologique*, quoiqu'on ne parlât point de *médecine physiologique* dans ce temps-là (1805). Le sucre seul, consommé en abondance, lui laissait un reste de tonicité :

1° Prendre tous les matins, à jeûn, un petit verre d'élixir de Garus ou de vin de Malaga ;

2° Déjeûner avec une tasse de chocolat à la vanille ;

3° Au dîner, prendre un consommé dans lequel on aura mis tremper une pièce de pain blanc rôtie ; manger des viandes rôties, principalement du mouton ; pour dessert, un biscuit trempé dans un demi-verre de vin rouge de Bordeaux (St.-Émilion ou autre) ; une demi-heure après le dîner, prendre une demi-tasse de café, dont le malade faisait abus en santé, sans doute surtout par la force qu'il lui faisait donner ;

4° Le souper, qui aura lieu de bonne heure, sera un diminutif du dîner ;

5° Le soir, dix grains d'extrait de kina ou de gentiane en pilules;

démiques nommés *muguet*, surtout dans les hospices d'enfans trouvés; l'ANGINE gangréneuse, sinon *immédiatement*, dans son

Angine gangréneuse.

6° Sucer dans le jour quelques pastilles d'ipécacuanha, ou avaler quelques gorgées d'eau d'orge édulcorée avec le sirop de cette racine, ou avec l'oximel scillitique;

7° Porter un exutoire à l'un des bras;

8° Dormir dans une chambre vaste, bien sèche, qui soit éclairée par le soleil levant; dans un lit sans rideaux; se coucher de bonne heure et se lever matin;

9° Laisser la vie perpétuellement sédentaire, que commande à la vérité la faiblesse du malade, et que, dès-lors, il ne peut se résoudre à quitter; se promener à la campagne et diminuer peu-à peu la surcharge des vêtemens et des couvertures.

Mon honorable malade s'était formé une *seconde nature*, en quelque sorte, et, malgré une demi-déférence pour mes conseils, novices alors, il tenait à ne point trop la contrarier. On pouvait dire de lui, quant à ses nouvelles habitudes, auxquelles il croyait attachée la prolongation de ses jours et l'illusion décevante * d'une santé nouvelle :

Naturam expellas furcâ: tamen usquè recurret.

Moi-même, après vingt ans et plus, je n'approuve plus ces conseils tout entiers, sans que toutefois, je voulusse les remplacer, si l'occasion m'en était offerte, par ceux que je signale, sous note, page 201 de cet Écrit. Ne sait-on pas en effet (et c'est même une maxime populaire [*et vox populi, vox Dei*], parce qu'elle est le résultat souvent d'une longue expérience); ne

* M. Dessaux avait toujours devant les yeux une gravure représentant une prison où l'on voyait un personnage enchaîné, avec cette légende : *l'espérance n'abandonne jamais le malheureux !*

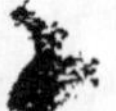

principe, du moins lorsque le caractère
gangréneux est décidé, ce qui a lieu très-
promptement ; peut-être la COLIQUE *des peintres*, à raison de sa cause stupéfiante et du
traitement empirique et anti-physiologique
d'ailleurs, qui y réussit ; les *vieilles* DIARRHÉES
et *lienteries*, sans irritation viscérale apparente, et sans fièvre hectique ; les *anciens*
CATARRHES *utérin, vaginal, vésical, urétral,*

Colique
des peintres,

Diarrhée
chroniques.
Lienterie.

Anciens ca-
tarrhes uté-
rin, vaginal,
urétral.

sait-on pas qu'il ne faut point rompre trop brusquement,
dans la maladie, quelques-unes des habitudes de la
santé ! Quoi qu'il en soit, mon malade, homme de
bsaucoup d'esprit, et raisonnant mes conseils, sans
doute pour son bien, ne les a donc pas suivis dans leur
rigueur : s'il se fût tenu à son régime absolument muqueux et abstême, eût-il prolongé sa carrière au-delà
du terme raisonnable qui la termina? Mon régime semi-
tonique, semi-stimulant, pouvant cependant user un
peu la vie, était de nature à maintenir dans un terme
moyen, chez M. *Dessaux*, jusqu'à ce qu'il s'éteignît, cet
érétisme, qui soutint pendant une grande partie de son
existence ses forces physiques, et maintint dans un in-
variable équilibre les facultés rares de son intelligence,
qui abordaient tous les sujets, et qui ne demandaient,
non point pour se développer, mais pour paraître, qu'un
plus grand *théâtre*. On peut, en province, se faire illusion sur le mérite des prééminences de son endroit;
mais je mets en fait que M. *Dessaux* n'eût point été dé-
placé entre MM. *Bourdeau* et *de Peyronnet*, MM. *de
Corbière* et *de Martignac*.

ou leucorrhée : *flueurs blanches atoniques,* cystorrée et blennorrhée offrant le même caractère ; peut-être les *résultats* de la Morsure de la vipère, à raison de l'effet sédatif du *vénin* de ce reptile ; la *moitié* du scorbut, pour laquelle je prie la *médecine physiologique* de venir à résipiscence ; quelques hémorragies *chroniques* qui, quoi qu'on en dise, m'ont bien l'air d'être passives, surtout l'*épistaxis* de ce caractère qui peut-être fatale ; les vers *intestinaux* produits (n'est-ce point là une hérésie?) de l'atonie des viscères, et qui sont rendus d'une manière plus exclusive, comme l'expérience journalière le constate, par les enfans et les individus faibles, pâles, étiolés ; les impetigines peut-être : *lèpre, dartres, teigne, gale,* après les *dilutions* internes et topiques préliminaires ; les tumeurs gangréneuses cellulaires-cutanées et la *gangrène,* après toutefois le traitement anti-phlogistique puissant, les saignées générales et locales, les profondes scarifications que, le plus souvent, a exigé l'état inflammatoire antérieur ; les scrophules : je ne sais trop qu'en dire, puisqu'il y a des *inflammations blanches :* mais on a la ressource de tonifier le

Marginal notes:
- Morsure de la vipère.
- Scorbut.
- Hémorragies chroniques et passives.
- Vers intestinaux.
- Impetigines.
- Tumeurs gangréneuses et gangrène.
- Scrophules.

SYSTÈME ROUGE, pour révulser ainsi l'irritation du *système blanc* :

Il est avec le ciel des accommodemens.

En résumé, il est des SCROPHULEUX, et
des *scrophuleuses* surtout, que signale un
frais et diaphane embonpoint; qui, sur un
fond de lys, brillent des roses de la jeunesse et, en apparence du moins, de la
plus belle santé. En *apparence*, ai-je dit :
car chez ces personnes, l'organe pulmonaire est susceptible, délicat, et prend feu
à la moindre étincelle qui l'atteint; et
alors, adieu bientôt fraîcheur, embonpoint
trompeur, et tous les attributs du bel âge !

Et rose, elle a vécu ce que vit une rose,
L'espace d'un matin.

Quoique, selon les anciennes vues, l'essence de la maladie semble exiger ici le
régime et le traitement corroborant : s'il a
pu être indiqué pour l'enfance de l'être
frêle, intéressant et infortuné que nous
avons ici en vue, l'irruption de la puberté
a allumé chez lui un feu pétillant qui va le
consumer; et c'est à modérer l'action de
cette flamme dévoratrice qu'on doit s'atta-
cher alors. Un exercice modéré, une ali-

mentation douce, mais analeptique, doivent donc faire, provisoirement du moins, tous les frais de la médication de cette situation équivoque et dont l'aspect fallacieux vous mérite tous les jours les complimens les plus flatteurs. De légères émissions sanguines, spoliatives et révulsives, peuvent même, par intervalles, être nécessaires, pour détourner de l'organe sanguificateur, faible dans son tissu, disposé aux congestions, aux concrétions tuberculaires, ce fluide riche, rutilant, qui y porte les pointes de la mort par l'excès de vie qui l'anime; et le traitement décidément corroborant, les médicamens toniques, et fondans comme on disait autrefois, seront réservés, immédiatement du moins, pour ce scrophuleux décidé, pâle, empâté, faible d'ailleurs (quoiqu'on sache bien ce qu'on peut dire ici de cette faiblesse), à chapelets glandulaires engorgés, à ulcères blafards et sanieux, qui semble exiger, pour que tout cela se fonde et se cicatrise, pour que ses tissus prennent de l'élasticité, pour que ses traits s'animent et se colorent, qu'un sang avivé par le régime et les remèdes qui ont le pouvoir de le rendre tel, circule dans ses veines.

Mais j'empiète, et antérieurement, sur la quatrième partie de cet Essai, et je me hâte de revenir au domaine purement pathologique où je dois ici me renfermer, en disant, pour continuer à signaler ce qui appartient à celui de l'ASTHÉNIE, qu'on peut y rapporter encore : la PHTHISIE *vénérienne*, jusqu'à ce qu'il soit *radicalement* décidé qu'il n'y a point de *virus* syphilitique. Cette restriction s'applique à la MALADIE VÉNÉRIENNE elle-même ; le RACHITIS, qui tient de si près à la *diathèse scrophuleuse* par son aspect et les causes qui le font naître, et qui en est sans doute, en quelque sorte, une émanation ; l'*hydropisie*, ou plutôt l'ANASARQUE, l'*infiltration générale* ou *locale* idiopathique *atonique* des misérables et de ceux qui habitent des lieux et des contrées humides et noyées dans les brouillards ; l'ŒDÈME des CONVALESCENS ; le DIABETÈS peut-être, quoiqu'une soif inextinguible puisse ici annoncer une irritation ; la PARALYSIE sans congestion cérébrale ; la DANSE de St.-GUY peut-être aussi, du moins après la divulsion de l'encéphale ; les autres NÉVROSES *indolores*, pourvu qu'il n'y ait point de *coma* ; les ASPHYXIES, qui exigent quelquefois prélimi-

Phthisie vénérienne.

Vérole.

Rachitis.

Hydropisie idiopathique atonique.

Œdème des convalescens

Diabetès.

Paralysie.

Danse de St.-Guy.

Névroses indolores.

Asphyxies.

Impuissance chlorose , aménorrhée atonique.

nairement la saignée; l'IMPUISSANCE, la CHLO-
ROSE et l'AMÉNORRHÉE *asthéniques*.

Nous n'osons parler d'une FIÈVRE ADYNA-
MIQUE *essentielle*. Quant aux IRRITATIONS *réelles*
ou *apparentes*, déterminées par des EFFLUVES
délétères, ou disséminées dans l'atmosphère,
ou qui se communiquent d'individu à individu (et il s'agit ici de maladies graves,
léthales : de typhus, peste, fièvre jaune,
dysenterie, variole, rougeole, scarlatine,
miliaire, etc.); il y a, ce semble, et j'en
demande pardon, et nous l'avons déjà dit,
quelque chose de louche, de pénible,
d'anxieux; quelque chose qui fait mal;
quelque chose, d'ailleurs, qui, comme la
gastro-entérite pour sa part, semble rétrécir la science, à les considérer comme
des maladies purement et franchement
angioténiques, sans que je ne sais *quid divinum (deo ignoto)*, je ne sais quelle influence profondément *sinistre*, ne vienne modifier leur désolant, leur épouvantable
caractère; il y a, dis-je, quelque chose de
pénible à tout cela, comme à croire que
tout cela n'exige que le traitement simple
des *phlegmasies pures*. L'avenir, peut-être,

quand nous n'y serons plus, décidera la question '.

L'IRRITATION (nous la supposons en géné- Caractères
de
l'irritation:

' Et ce *choléra-morbus*, qui, né dans l'*Inde*, a sillonné en tous sens les immenses contrées de l'*Asie* par le nord de laquelle, à raison du presque contact des continens , il envahira successivement les deux *Amériques*, comme, par l'*isthme* de Suez, il fera irruption dans la brûlante *Afrique* ; ce *fléau*, ou plutôt la sinistre *influence* qui le produit, et qui, dans le moment où ceci est écrit, *barrant* en quelque sorte toute la ligne orientale de l'*Europe*, depuis le *golfe de Finlande* jusqu'à la Mer Noire, va, comme l'armée d'Attila, embrasser cette *Europe* tout entière, dans sa marche mortifère et dépopulatrice, ne devant s'arrêter, faute de pâture à ses ravages, qu'au terme de sa course, que lui offrira l'Océan, aux limites occidentales de la Péninsule , de la France et de tous les *états du nord*: ce fléau est-il une *phlegmasie?* ou plutôt une *phlegmasie* est-elle le résultat de l'influence qui le produit? N'y a-t-il point dans la *nature* de ce *typhus*, bien autrement meurtrier que la *peste* d'*Orient* et la *fièvre amarille* des *savanes* de l'*Amérique* *orientale;* n'y a-t-il point là ce *quid divinum*, *deo igneto*, bien différent de ce qui appartient à cette *irritation* par laquelle on veut tout expliquer? Une *phlegmasie*, quelle qu'elle soit, frappe-t-elle avec cette promptitude qui foudroie les nombreuses victimes du *choléra* épidémique qui nous menace ! Qu'on l'admette, à la bonne heure, cette *phlegmasie* (et elle y serait toutefois bien passagère), dans nôtre *choléra* sporadique qui exténue en un jour, mais qui ne fait pas , en général, mourir : mais elle est problématique dans le *choléra* oriental.

ral phlegmasique), en quelque point qu'elle
existe, s'y fait sentir d'une manière plus

Cette *peste* qui nous envahit, doit-elle même être
nommée *choléra?* Les *voies gastrites* en sont-elles réellement le *siége?* L'*autopsie* démontre-t-elle quelque trace
de son passage dans le *tube intestinal?* Les membranes de
celui-ci offrent à la vérité un ton blafard : mais cet aspect ne vient-il pas de ce que le sang s'est retiré du ré-
seau capillaire des intestins? Le produit des sécrétions
qu'on y trouve n'est qu'un *mucus* lactescent qui ne
paraît point être le résultat d'une *phlegmasie*, produit
dont le *patient* n'a rejeté, et point toujours, que de
faibles quantités par le *vomissement* et par les *selles.* Ce
n'est point là le *vomissement* bilieux, porracé, énorme,
et les *selles* de même nature du *choléra* sporadique, qui
cependant ne tue pas. M. le docteur *Automarchi,* dont,
je le confesse, l'article inséré dans les feuilles périodiques m'a suggéré l'idée de cette *note,* place la cause
prochaine du *choléra* dans la *sidération,* le *foudroiement*
instantané du cœur par l'*influenza,* mon *quid divinum,*
mon *deo ignoto;* nos pères ignorans auraient dit : le
fléau insaisissable de Dieu *, qui parcourt et punit la
terre. En suivant le point-de-vue de cette *renommée* eu-

---

*Je sais que ces sortes d'assertions, d'une apparence *mystique,* ne
sont plus de saison, et que dans une œuvre de médecine surtout,
elles peuvent paraître déplacées : mais il n'en est pas moins vrai
philosophiquement, si l'on ne veut point mystiquement parlant,
que le *choléra* paraît être un FLÉAU dont la *nature* ou son AUTEUR
frappe ou punit ceux qui, ou par la force des circonstances, ou
volontairement, ont trangressé les lois de l'*hygiène,* et chez lesquels la RÉACTION VITALE, la VIE n'a plus assez d'énergie pour résister comme *prophylactique* en quelque sorte, à son atteinte meurtrière. Il s'attaque donc aux êtres faibles ou affaiblis par leurs erreurs

ou moins poignante, plus ou moins obscure,
par son AIGUILLON.

ropéenne, je l'étendrais au *foudroiement* instantané,
mais plus ou moins complet (puisque tous ceux qui sont
atteints du *choléra* n'en meurent pas) du *trépied* de la
vie : c'est-à-dire, du *cerveau*, du *cœur* et du *poumon*.
C'est le *principe* de la *vie*, la *réaction vitale*, radicalement atteints dans leurs *principaux foyers*, par le passage
septique de l'*influence* mortifère sur ceux qui se trouvent
dans la *zone*, dans le *rhumb* de son passage dévastateur.
De-là l'abolition prompte des fonctions des sens et du
mouvement volontaire, affaiblissement et cessation rapide des battemens du cœur et de la respiration, désoxi-
génation du sang qui cesse bientôt d'être *excitateur* et
que l'*autopsie* montre noir et veineux dans tous ses vaisseaux. Voilà bien de la véritable *adymanie*, de la véritable *asthénie*, de l'*antipode* de l'*irritation* : s'il est encore,
s'il peut encore y avoir de tout cela dans ce monde. Si
les *fonctions essentielles* sont, pour ainsi dire, frappées
de mort, à plus forte raison en sera-t-il ainsi des *fonctions secondaires :* l'*estomac*, paralysé en quelque sorte,
cesse le siennes, et ce qu'on y introduit : *alimens* ou
remèdes, y reste dans sa nature. Comme dans le *typhus*

volontaires ou forcées. C'est la loi de SPARTE; c'est le bain glacé
d'*Albion* et de *Jean-Jacques*, qui, tout en donnant des leçons
pour l'avenir, tue ce qui n'est plus digne de vivre ou de donner
la vie et dépare alors l'ESPÈCE de la *depuration* de laquelle ne
doivent surgir (comme cela, sans doute, est arrivé aux diverses
époques des épidémies qui ont ravagé le monde), que les SOUCHES,
qui, résistant au passage du FLÉAU, formeront un nouveau point
de départ pour de nouvelles générations vigoureuses qui, s'abâtar-
dissant à leur tour, passeront comme nous, à la suite des temps,
au creuset rénovateur.

Elle s'exprime par une *douleur épigas-
trique*, sensible, du moins à la pression, et
les urines cessent d'être sécrétées; ou si elles arrivent
dans la vessie, elles coulent involontairement, ainsi que
les matières fécales, par suite de la paralysie des sphinc-
ters. S'il y a des *vomissemens*, ils sont l'effet du *spasme*
et de la *détresse*, en quelque sorte, de la *vie*. Celle-ci,
en se retirant vers la *région précordiale*, pour bientôt
s'y anéantir, laisse de dernières traces de son passage
convulsif dans les *membres* ou *extrémités* par les *crampes*
qu'elle y détermine.

L'*influence* du *choléra* a sa *réalité* propre : mais les circonstances des lieux, des habitations, des habitudes,
des dispositions individuelles, l'arrêtent en quelque
sorte, en chemin, et lui font manifester son activité
délétère et souvent mortelle.

Quant aux *lieux*, cette influence semble suivre le
cours des eaux et en atteindre les riverains.

Quant aux *habitations*, elle sévit dans celles qui sont
basses, humides, inaérées, privées de l'influence de la
chaleur et de la lumière, encombrées de sales chiffons
amoncelés et de pourriture.

Quant aux *habitudes* : la saleté, la négligence même
individuelles, la crapule, les excès de tous genres, disposent à recevoir l'*influence*, à raison de la débilitation
qui est la suite de ces erreurs et de ces oublis; débilitation *radicale* plus rapide chez les hommes que chez
les femmes; puisque celles-ci, comparativement aux
hommes, ne sont atteintes de la maladie que dans la proportion d'un contre deux et même contre trois.

Quant aux dispositions individuelles à contracter le
choléra, indépendamment de la faiblesse de la consti-

une *céphalalgie*, ou générale, ou susorbitaire, ou sourde, ou accablante, dans la

tution, elles sont inassignables. On doit toutefois placer au nombre de ces *dispositions* l'affaiblissement né de grandes peines et contrariétés morales.

D'après ces vues diverses, si elles ne sont point hypothétiques (et dans une matière aussi grave, il faut y regarder à deux fois), quel doit être le traitement du *choléra?*

Sa *prophylactique* doit évidemment consister dans la propreté individuelle ; une habitation saine, aérée, soumise à l'influence vivifiante de la lumière et de la chaleur ; dans une nourriture substantielle.

Le traitement curateur ressort de la nature éminemment *asthénique* de la maladie, si elle est *asthénique*.

D'après ce, précautions *prophylactiques* ou comme *préservatrices* ci-dessus énumérées ; chaleur du lieu où est le malade ; frictions de toute la périphérie avec la laine seule ou impregnée de spiritueux : l'alcool, l'eau de mélisse, l'eau de Cologne, l'essence éthérée de M. Rouvière, avec le liniment volatil ; envelopper le malade de laine sèche et chauffée ; sinapismes volans sur toutes les régions du corps, mais successivement appliqués ; et, malgré l'impuissance des voies digestives, boissons diaphorétiques chaudes, avec les infusions des plantes *labiées* : mélisse, menthe ; des plantes et semences d'*ombellifères* : fenouil, anis, ache, angélique ; des semences de badiane ; des fleurs de sureau, animées avec l'esprit de Mindererus ou acétate d'ammoniaque ; de sassafras : tout cela dans l'intention d'éparpiller la vie, de la disséminer vers la périphérie, d'empêcher qu'elle n'aille, par son accumulation, s'épuiser dans son dernier retranchement : la *région* précordiale.

gastro-entérite, selon que celle-ci représente les fièvres d'autrefois, connues sous

Cette conduite sera tenue, je le répète, dans la suppo-
sition où la maladie présente un caractère véritablement
asthénique, et qu'elle soit née dans les circonstances
assignées. Sans cela, et si le sujet est robuste, il pourrait être nécessaire de débuter, du moins, par les moyens
fortement antiphlogistiques : la saignée, les sangsues à
l'épigastre : d'administrer l'éternel *calomelas* des Anglais,
associé à *l'opium*, celui-ci dans l'intention de modérer
les spasmes généraux et surtout celui de l'estomac.

En résumé, il paraît qu'outre l'excitation de la périphérie, le grand but qu'on se propose est de déterminer
promptement un *diaphorèse*, une sueur générale. Si on
y parvient, et que cette sueur ait un aspect critique,
c'est-à-dire que le malade en éprouve déjà de l'allégement
celui-ci est sauvé.

Cette note rapide, écrite le 20 juillet 1831, est in-
correcte. On l'excusera à raison de la gravité et de l'à-
propos de la chose. Elle pourrait fournir matière à la
confection d'un mémoire plus étendu.

Je ne dois point finir sans témoigner le désir d'être
mauvais prophète relativement au voyage que je fais
faire au *choléra* dans le début de cette espèce de dissertation.

N. B. Dans leur *rapport à l'Académie des Sciences*, sur
le *choléra* en *Pologne*, MM. *Brière* de *Boismond* et
Legallois, assignent comme *cause* de la *maladie* toutes
celles de *débilitation* que je *présume* dans cette note ; et
cependant dans cette *héroïque contrée*, le premier moyen
employé contre cette *peste*, est la saignée, que suit de
trois heures à trois heures d'intervalle, l'administration

les noms d'angioténique, bilieuse, muqueuse, putride, maligne, adynamique-
maligne, ou fièvre des *prisons*, des *hôpitaux*,
ou typhus, qui toutefois est plutôt une
fièvre muqueuse-ataxique;

de deux, trois, quatre grains de calomélas, combiné
avec un quart, un demi, un grain d'opium. La théorie
explique cette conduite à l'égard des militaires chez lesquels la fatigue, le *régime* peu hygiénique peuvent
donner, au début de cette maladie, un caractère inflammatoire : mais elle est en désaccord relativement aux
habitans peu aisés ou pauvres, inactifs et sédentaires,
qui contractent le *choléra* au sein de toutes les causes
physiques et morales qui doivent frapper tout leur être
de la plus profonde *atonie*. Toutefois, la *théorie* doit
céder à l'*expérience*, quoique le *médecin* doive se réserver
son *coup-d'œil* ; et ensuite, ces indications préliminaires et concomitantes remplies, le reste de la conduite,
tant interne que topique, est celle dont nous avons parlé.

Enfin, comme rien n'est à négliger dans une circonstance aussi grave, l'*empirisme* estimable, et qui, comme
nous l'avons dit, lorsqu'il est efficace, ne peut être un
jour que réduit à la *règle*, nous offre ici le secours du
sous-nitrate de *bismuth* (magistère de bismuth), que
le docteur *Leo* administre de trois heures en trois heures,
à la dose de trois grains, mêlé avec un peu de sucre,
joignant à cela des frictions fortement excitantes aux
extrémités, dernier moyen, qui, comme nous l'avons vu,
est l'essentiel du docteur Antomarchi. (Voyez, depuis
que ceci a été inscrit, les Instructions de l'Académie de
Médecine de Paris, et, page 214, mes *Aperçus* sur
la police médicale.

Par une *douleur*,

Brûlante dans les *phlegmasies cutanées aiguës* ;

Prurigneuse dans les *impetigines* ;

Pulsative dans les *phlegmasies cellulaires* ;

Par une *chaleur* âcre, poivrée en quelque sorte, plus incommode que douloureuse, dans les *phlegmasies* des *membranes muqueuses* ;

Par une *douleur* lancinante dans les *phlegmasies* des *membranes séreuses* ;

Par une *douleur* sourde et profonde dans la *phlegmasie* des *tissus parenchymateux* : per-térébrante, toutefois, à raison de la présence du calcul, dans la *néprite calculeuse*. D'ailleurs, la douleur des *parenchymes*, dans la pratique, se complique presque toujours de celle des *membranes séreuses* qui les recouvrent ;

Par une *douleur déchirante* dans le *rhumatisme* et surtout dans la *goutte* ;

Par une *douleur exquise, vibratile, saccadée, intolérable* dans les *névralgies*.

D'ailleurs, le siége de la *douleur* indique assez au médecin, muni surtout de ses connaissances anatomiques, où est le *mal*.

Et ensuite, le *public*, ou par instinct, ou

par une communication mutuelle, connaît, à vol d'oiseau, tous les maux dont l'homme est susceptible, et même le genre de *médications* qu'ils demandent : du moins, il le croit ainsi ; et il appelle *réellement* le *médecin*, non pas pour qu'il connaisse alors son mal, mais pour qu'il y applique le *remède :* c'est en cela qu'il fait consister sa profession.

Il faut se garder, du reste, dans les maladies, de confondre une *irritation sympathique* avec le siége du mal, quoique souvent, le point où cette irritation aboutit devienne lui-même siége secondaire, et quelquefois, par déplacement, le point réel du désordre intérieur, après avoir effacé celui qui était primitif. Tant mieux, si ce point est moins essentiel à l'économie que celui qui, d'abord, avait été le siége de la maladie : c'est la théorie naturelle des *révulsions*, dont les moyens, lorsqu'ils sont artificiels, deviennent les plus héroïques de l'art de guérir.

DE LA MÉDECINE HUMORALE.

On voit que la théorie, que l'économie de l'*irritation* est toute de *tissus* et d'organes rebelles. Autrefois, les causes afférentes des maladies circulaient, s'arrêtaient dans les *humeurs* qui étaient le champ du combat; elles s'y trouvaient plus à l'aise, y étaient cuites à loisir; et, après leur préparation, l'émoussement de leurs pointes, elles étaient éliminées par les divers émonetoires appropriés à leur nature et à leur consistance: *quò natura vergit, eò ducendum.* Il y avait quelque chose qui donnait plus à l'espoir, dans l'attente de cet événement dont, aidés de la pression des solides, étaient les acteurs, les libres courans de cette *chair circulante* et de ses produits, animés de l'*aura* de la vie; il y avait, dis-je, quelque chose qui laissait plus à l'espoir dans les résultats de ce moëlleux et facile travail, qu'on ne peut en concevoir de ces plaques phlegmasiques, récalcitrantes, injectées, pointillées, roses, rouges, brunâtres, sphacelées; de ces fausses membranes, de ces tissus accidentels, de ces mélanoses, de cette matière cérébriforme, etc. Mais la *nécroscopie* est là, et il faut prendre son parti. Heureusement que l'*absorbtion*, la *force vitale absorbante* est là aussi, *ouvrière* patiente de notre *réaction* native, VRAIE MÉDECINE *sans* le MÉDECIN, comme le voulait Jean-Jacques, *dieu inconnu*, la plupart du temps, du malheureux qui fonde sur lui son vague espoir; *force vitale absorbante,* quoi qu'il en soit, qui peut, à la longue, réparer les plus graves erreurs de la *nature.*

FIN DU PREMIER VOLUME.

TOME I.   25

FIN DE LA TABLE DU PREMIER VOLUME.

ERRATA.

Pages 3, à l'épigraphe, *ducoro*, lisez *ducere.*
— 22, ligne 15, peyrible, *lisez* peyrible. *h*
— 29, — 2, chilyfères, *lisez* chylifères.
— 45, — 5, de la sous-note, j'en décrit, *lisez* j'en décris.
— 57, — 4 et 5, de la note, vertiges, *lisez* vertige.
— 73, — 3, le Coriandre, *lisez* la Coriandre, avec d'ailleurs,
l simple à *lo.*
— 87, — 2, ablation, *lisez* ablution.
— 108, — 20 et 21, études finics, *lisez* études fines.
— 140, — 18, de la note, nous, *lisez* vous.
— 148, — 11 et 12, angisténiques, *lisez* angioléniques.
— 190, — 16, *cacta*, lisez *acta.*
— 207, — 6, branches, *lisez* branchages.
— 242, — 4, mesure, *lisez* murmure.
— 261, — 23, du ton, *lisez* du bon ton.
— 265, — 5, qu'ils, *lisez* qu'il.
— id. — 20, de la note, pourparés, *lisez* pourparlers.
— 330, — 9, plève, *lisez* plèvre.

Fautes de ponctuation.

— 27, — 5, de la note, après splénique, mettez ;
— 29, — 4, après circulatoire, mettez ;
— id. — 6, de la note, après chassie, mettez ;
— 57, — 23, après but, mettez .
— 56, — 11, de la sous-note, après nature, mettez .
— 71, — 3, de la note, après eau, mettez seulement,
— 73, — 3, après cumin, mettez seulement ,
— id. — 5, après exotique, mettez .
— 74, — 8, de la note, après vin, mettez ,
— id. — 10, de la même note, après alcool, mettez :
— id. — id. après rhum, mettez ;
— 90, — 22, supprimez les accens de *datâ portâ.*
— 172, — 1re, après même, mettez :
— 198, — 10, après Afrique, mettez .
— 201, — 6, de la note latine, sur l'*u* deuxième dans
rursus, mettez *ù*

ERRATA.

Pages 304, ligne 21, de la sous note, après services ; mettez :
— 314, — 21, de la sous-note, après infiltrations, mettez :
— 317, — 1re, après accompagnemens, mettez ;
— id. — 2, de la sous-note, après médecine, mettez ,
— 364, — vers latin de la note, mettez un ʌ sur l'*a* de *furca*.

Suppressions et additions.

— 78, — — La note. Cette indication est inutile, puisqu'il
n'y aura pas de troisième volume.
— 198, — 10, avant cîme du Caucase, *mettez*: nous la retrouvons.
— 203, — 8, de la sous-note, après poindre, mettez un *, et
et portez ou supposez au bas de la page en
note de quatrième ordre : « Quant á moi, je
» débutais dans le régime de mes convalescens,
» par la prescription de la moruette et du
» merlan »
— 220, — — le renvoi placé au bas de la page est inutile.
— 253, — 23, de la note, après détails, *mettez* alors.
— 154, — — à rapporter au paragraphe de la note commençant
par ces mots : « Ces élans en faveur de l'hu-
» manité sainte, etc. » C'est dans le même
esprit qu'on doit juger une *production* que je
fais maintenant imprimer chez M. *Leleux*,
ayant pour titre : la Révolution , ou *Confes-
sions d'une Girouette*, et dans laquelle je
donne, *impartialement* leur paquet à MM. les
libéraux et les *royalistes*. Cette nouvelle production pourrait être intitulée : *Hygiène des
Nations*.

ESQUISSE

DE LA VIE,

OU MON MINCE

TESTAMENT MÉDICAL,

SUIVI DE QUELQUES OPUSCULES MÉDICAUX ;

Par A.-A. DEBONNINGUE, d.-m.

Hoc unùm scio, quòd nil scio.

Je crois cependant être utile en quelque
chose au plus grand nombre, et donner
quelquefois à réfléchir aux gens de l'art.

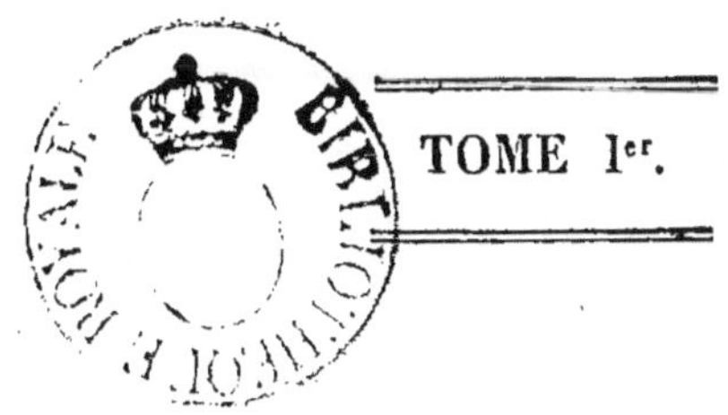

TOME 1er.

CALAIS.

IMPRIMERIE DE D. LE ROY, RUE DES BOUCHERIES,

1831.